跨文化视角下的中医教育

TCM Education from the Intercultural Perspective

张红霞　著

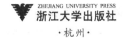

ZHEJIANG UNIVERSITY PRESS
浙江大学出版社
·杭州·

图书在版编目（CIP）数据

跨文化视角下的中医教育 / 张红霞著. —杭州：
浙江大学出版社，2023.12
ISBN 978-7-308-24466-4

Ⅰ.①跨… Ⅱ.①张… Ⅲ.①中医教育—研究 Ⅳ.①R2

中国国家版本馆CIP数据核字（2023）第224065号

跨文化视角下的中医教育

张红霞 著

责任编辑	殷晓彤	
责任校对	张凌静	
封面设计	戴 祺	
出版发行	浙江大学出版社	
	（杭州市天目山路148号 邮政编码310007）	
	（网址：http://www.zjupress.com）	
排 版	杭州晨特广告有限公司	
印 刷	浙江新华数码印务有限公司	
开 本	700m×1000mm 1/16	
印 张	10.75	
字 数	200千	
版 印 次	2023年12月第1版 2023年12月第1次印刷	
书 号	ISBN 978-7-308-24466-4	
定 价	58.00元	

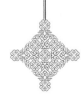

博大精深的中医学,植根于底蕴深厚的中华文化,也是打开中华文明宝库的钥匙。在世界文明史上,中华文明是唯一没有间断连续发展的文明体系;在世界医学史上,中医学则是唯一没有间断连续发展的医学体系。自古以来,中医学便在世界文明交流中扮演着重要角色,尤其对汉文化圈国家影响深远:日本医学、朝鲜半岛医学、越南东医学等都是以中医学为基础发展起来的。

根据《中国疫病史鉴》记载,西汉以来的2000多年里,中国先后发生了300多次疫病流行,由于中医的有效预防和治疗,从未出现过类似西班牙大流感、欧洲黑死病那样一次性造成数千万人死亡的悲剧。在COVID-19肆虐期间,中国与世界各国共享中医药诊疗方案,参与全球疫情防控,得到了各国人民的高度重视。世界卫生大会于2019年推出世界卫生组织的第11版全球医学纲要,首次较为系统地纳入了中医传统医学的分类体系,自2022年起在世界卫生组织成员国内实施。国家卫生健康委于2022年9月23日召开的新闻发布会上,介绍了党的十八大以来中医药科技创新和"走出去"有关情况,中医药已传播至196个国家和地区。

可以说,中医学与世界是一个久远又日新的话题。中医学海外传播的历史至少可以追溯到两汉;在隋唐时期,中医学的海外传播开始兴盛;明朝时期,郑和下西洋,横跨半个地球,"宣德化以柔远人",不仅传递了中国文化,而且让中医学在海外广泛传播。明清之际传教士们纷纷来华,带来了西方的科技与医学,也对中医国际化起到了积极作用。其中,最具代表性的是明末奉使罗马教廷的耶稣会士卜弥格(Michal Boym),他将中医中药较为系统地传播到西方,出版了《中国植物志》《中国医术》等系列著作,向西方介绍了《黄帝内经》《脉经》。

新中国成立以来,根据朱建平先生的研究,中医外传经历过三个阶段:服务于中国外交的中医外传,在中医政策指导下的中医外传,在中医药对外交流规划下的中医外传与合作。他还认为中医学主要随外交使团、国际合作、来华学习中医的留学生等途径向海外传播。进入21世纪以来,来华学习中医的留学生逐渐成为海外传播中医学的主要力量。

留学生对中医学的海外传播起到了十分积极的作用,但是关于中医学留学生教育的问题研究,在国内相对较为薄弱。其原因在于:一方面,教育学研究者不太关注中医学专业留学生教育;另一方面,中医学研究者又不太关注教育学研究。正因为如此,浙江中医药大学张红霞教授撰写的专著《跨文化视角下的中医教育》更显得弥足珍贵。

该专著绕着三个问题展开:外国人为什么学中医?外国人是如何学习中医的?外国人学习中医的得失是什么?通过微观深描的个案研究,揭示并分析了留学生在学习中医的过程中的一系列心理、情感、认知、思维、行为等问题和现象,归纳总结了留学生中医教育所存在的问题,探讨中医教育走向国际的问题及其对策。

这本专著在一定意义上对中医学留学生教育研究有开创之

功,为中医教育的国际化提供了可资参照的研究资料,为中医学和中医药的"走出去"战略提供了源自基层实践和基于调查研究的具体对策。

华东师范大学教育学系 教授

马和民

2023年5月24日

前　言

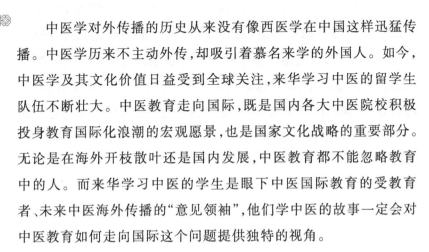

　　中医学对外传播的历史从来没有像西医学在中国这样迅猛传播。中医学历来不主动外传，却吸引着慕名来学的外国人。如今，中医学及其文化价值日益受到全球关注，来华学习中医的留学生队伍不断壮大。中医教育走向国际，既是国内各大中医院校积极投身教育国际化浪潮的宏观愿景，也是国家文化战略的重要部分。无论是在海外开枝散叶还是国内发展，中医教育都不能忽略教育中的人。而来华学习中医的学生是眼下中医国际教育的受教育者、未来中医海外传播的"意见领袖"，他们学中医的故事一定会对中医教育如何走向国际这个问题提供独特的视角。

　　这些人为什么学习中医？中医学独特的理论体系、思维方式、诊治方法、语言与术语，使来华学习中医难上加难。那么，他们仅仅是被这门新奇与充满神秘感的东方技艺吸引而不远万里来华学习中医，还是有更生动、更丰富、更深刻的其他动因，这些学习动机会受到哪些跨文化因素影响而发生消减或增加？

　　这些人是如何学习中医的？来华学习中医的过程有时如同盲人摸象。现实中也许我们一直以来缺少站在学习者的微观世界里去悉心观察、倾听心声。这些人在学习中医过程中会遇到哪些认知理解障碍，这些障碍是如何克服的？他们经历了怎样的适应过程，从认知、情感、态度到价值观又发生了怎样的变化？

　　这些人学习中医的得失是什么？他者如同一面镜子，将折射出我们教育自身的得与失。中医教育是否如春风化雨般改变学医者的思维方式、生活方式,塑造人生境界？中医教育最独特的魅力之处是否在于它是诗意的、生活的、自然的、传统的？中医教育走向国际的核心策略是否在于把"大象无形"的中医之道植入人心？

对这些疑问的好奇心驱动我想去揭开来华学习中医这个过程的面纱,记录留学生们的故事,见证他们的成长,感受他们学习中医的苦与乐。希望通过微观深描的个案研究把来华学习中医留学生的整个学习活动的起点、过程、终点做一个细致、动态的描绘。希望对人物、事件的感性描绘在对教育现象理性分析、归纳、解释的底色中凸显出来,通过选取典型个案、人物小故事、回忆片段、学习日志、访谈独白等手法,让人物回到自然情境和时空下讲述不同的外国人学习中医的故事。

2023 年 3 月 23 日

CONTENTS **目录**

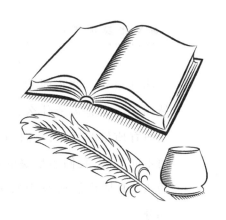

第一章

为什么研究？

全球化背景下,教育不再是一个国家或一种文化的事情,教育成为一项跨文化的学习活动。对于来华学习中医的留学生而言,中医学独特的理论体系、思维方式、诊治方法、语言与术语都是新奇而神秘的异文化。对于异文化的好奇和探求之心把越来越多的学生带入了中国这个"他者"社会,尝试学习中医这门浸染"他者"文化的东方技艺。然而,当中医教育伴随着中医药走向世界、中华传统文化走向国际的脚步而迎来"墙里开花,墙里墙外都香"的美好春天时,中医教育者们对于这一群群接踵而来走入中医世界的来华学习者却了解甚少。现实的中医国际教育中,学生跨文化学习生活的背景和个体需求往往被忽视。我们可能会一味地投入一些东西,有些是自己一厢情愿地揣测哪些是学生需要的。然而学生究竟需要什么,怎么给予,我们缺少倾听来自他们的心声。对于教育质量的好坏,我们仍缺少倾听来自他们的心声。对于中医教育如何走向国际,我们还是缺少倾听来自他们的心声。对于这些教育中具体的人,正是我们研究中医教育或者中医教育国际化战略中被忽略的部分。

揭开来华留学生学习中医的黑箱,让来华留学生讲述"为什么学习中医,怎么学习中医,学习中医给了我什么"的故事,让我们从中去发现中医教育真正吸引人的核心要素,找到中医外传的适契路径,为中医教育走向国际提供崭新视角。

第一节 研究背景

从古至今,中国传统医学对于西方人而言充满了神秘感和巨大吸引力。虽然中医西传历来不是一个主动向外的过程,但是吸引着古往今来慕名来学的来华留学生。来华留学生为什么要学中医?这个研究问题的产生有其历史和现实背景。

一、历史背景

中医学从不主动外传,为何外来学习者络绎不绝?

历史上来华学习中医的人,有亚洲各国派遣到中国学习中华文明强国之道的官员或使团,比如遣隋使、遣唐使,他们回国时带去重要的中医药经典著作,并仿效中国建立或改革本国医疗体制和医学教育体系,从而奠定了其后东亚各国传统医学起源与发展的基础。早期来学习中医的人还包括16世纪以来的欧洲传教士,他们带着传播基督教义的目的来华,却在与国内士阶层密切接触的过程中,比较深入地学习了中医药知识和医术,并翻译了一些中医药著作,以出版物的形式在欧洲传播。来华学习中医的人还包括各国民间组织和个人,比如伴随明朝中后期中国沿海商贸的发展,民间商旅团队和个人在中国旅居期间习得当地中医药知识,把各种药材或植物种子带回本国,同时带去了如茶道、养生保健方法等,有的还开设了医馆和诊所。

20世纪50年代以来,以针灸教育为代表,中国开始真正有组织有规模地向外推介中医药,迎来了一批怀着科学研究目的来华学习中医的留学生,其中很多是西医从业人员和专家。特别是1979年尼克松访华中随行医官通过针灸缓解术后疼痛的神奇疗效经由《纽约时报》报道后,引发了七八十年代美国等国家学习中医的热潮,由此大量学生涌入中国大陆学习以针灸为代表的中医药知识。中医对外教育也逐渐从指定的几所中医院校开始走向全面开花。经过改革开放40多年的发展,实现了从无到有,由零星到形成规模,最后逐步建立一套完整的中医对外教育体系。

从中医对外传播和中医对外教育发展的大致历史脉络可见,直至新中国改革开放,中医学从未主动向外传播,中医教育也比较恪守传统,保持着内部的相对保守性和稳定性。而回顾中医教育近现代发展的历程,我们也看到中医学不断被打上"不科学"的污名,甚至几次险遭"废止中医"的厄运。中医学和中医教育的对外发展仿佛就是这样"不主动、不拒绝"的特点,但外来求学者一直络绎不绝。研究者不禁思考:究竟是什么吸引着历史上他们来华学习中医呢?

二、现实背景

中医教育如何走向国际?

进入21世纪,西方主流医学转向替代医学寻求解决自身局限性的方法,中医学日益获得国际医学界青睐。西方人士越来越重视自然疗法和身心平衡的健康,中医受到欢迎。2003年全世界面对SARS疫情,中医中药发挥了神奇功效。2008年北京奥运会,中医文化、太极等传统文化形式也登上国际舞台,为中医药及其文化价值的国际传播赢得了难得的机遇。2005年、2009年，来华学习中医学生人数达到了高峰。之后，党和国家越来越重视传承和创新发展传统文化的紧迫性和重要性，作为传统文化精髓的中医药事业也越来越受到重视，相关政策文件法律相继出台，如《中医药对外交流与合作中长期规划纲要（2011—2020）》《中华人民共和国中医药法》等。这些政策法令的颁布对继承和弘扬中医药，保障和促进中医药事业发展具有里程碑式的意义。

有利的外部环境，促使国内中医药大学面对一个共同的发展命题：中医教育如何走向国际？

一方面，拓宽"输出"：国内有条件的中医院校开始把目光投向海外，通过兴办中医孔子学院、与境外高校合作办学等方式扎根海外。另一方面，扩大"输入"的规模：教育部国际合作与交流司数据显示，至2013年，来华学习中医的学生达至13804人。中医国际教育有学历教育与非学历教育两种，学历教育包括专科、本科、硕博士研究生；非学历教育包括高级进修生、普通进修生和短期进修生。生源广布各洲，呈现以中国为圆心，以韩国、日本及东南亚国家为外围，以欧美及其他西方国家为边缘的辐射状格局。同时，学生人数在非洲及拉丁美洲一些国家也呈现上升态势，欧美发达国家来华学习中医的学生人数也日益增加。这些都与经济全球化和中医教育的国际化趋势密不可分。

伴随中医教育走向国际的大背景，关于中医教育国际化问题的研究也逐渐升温。这些研究主要指向中医药走向国际、中医教育国际化的宏观大战略，以及对中观层面学校教育管理一些现象问题的探讨。迄今国内外研究几乎没有把来华学习中医的留学生个体作为研究对象，以他们的视角来看中医教育的得失。虽有少量研究关注到留学生的跨文化适应和中医文化教育等问题，但其中大多围绕教育的表象问题展开理论探讨。没有研究比较深入地揭示来华学习中医学生的学习过程，更没有以个案研究的方式分析来华留学生如何学习中医的。那么，是什么因素导致以往的研究忽略了来华学习中医学生群体以及学生个体的微观学习世界呢？

研究者归纳了以下几个方面原因。

第一，中医教育虽然已经有了走向国际的宏观战略，并着眼于学校教育管理层面的部署，但还没有精细到对教育对象层面的思考和研究。

这一点与中医教育先天缺少开放的气质有一定联系。正如研究中外医学文化传播史的马伯英教授指出的，中医学是一个被动的开放体系，历史上中医外传都不是主动的，虽乐于接受他人学习，但从不主动输出，都是别人主动过来学。因此，中医对外教育先天缺乏开放的气质。在古代，邻国朝鲜、日本以及后来的阿拉伯、欧洲一些国家都积极主动来中国学习中医，他们当时的医学虽然相对起步晚，但是进步很快。他们不仅向中国学习，也向其他国家主动学习，比如日本在明治维新时期完全搭上西方现代化强国之路。但是，中医教育和中医文化一样，具有"保守""封闭"的特质。当对西方医学信息洪水猛兽般袭来时，中医学虽被动地接受改造，但保持着内部结构的稳定性。如今，面对教育全球化趋势，中医对外教育不得不着眼于走向国际的大愿景。特别是改革开放后，海外兴起了学习汉语、中医、戏曲、书法等中国传统文化的热潮。而我们也正急于让世界认识自己。于是，来华学习中医的学生数量急速上升。

第二，中医学独特的理论体系、思维方式和文化内涵是来华学习中医学生跨文化学习的障碍，同时也对研究者的综合素养提出了挑战。

与西医的逻辑思维不同，中医学习讲求个体的"体悟"，所谓"医者，臆也！"。对于来自不同文化背景、不同语言环境的学习者而言，由臆达悟是一个难以掌握和表达的过程。如果研究者要深入调查来华留学生学习中医的认知、理解及其情感变化过程，需要同时具备几个方面条件：一定的中医学背景知识、跨文化理论与实践经验、相当的汉语水平和较长时间的田野工作投入。这些要求使得研究过程对于研究者充满挑战。

第三，教育对象容易被忽视与来华留学生教育的目标定位相对较低存在一定关联。

一直以来,来华留学生教育的目标定位都是培养知华、友华的外国人。"知华、友华"更多的是代表一种文化态度,把来华留学生当作"外宾"对待。显然,这样的定位还是缺乏对来华留学生专业能力的要求,需要对"知华、友华"的内涵进行提升。鉴于这样的来华留学生政策背景,中医对外教育的目标定位不够清晰甚至是缺失的。研究者查阅了国内几所知名的中医药大学国际教育学院的相关政策文件发现,各校都有相应的来华留学生教育管理和学籍管理办法,但是来华留学生人才培养方案绝大多数是缺失的。中医对外教育忽略了教育中具体的人,其实就是失去了抓手,既不清楚教学活动的起点和终点在哪里,也不能清晰地预见通往国际化道路的方向。

由上可见,中医教育虽然有了走向国际的宏伟愿景,并且正在加快国际化的脚步。但是,中医教育如何走向国际?这是一个亟待求解的命题。来华留学生作为未来中医药海外传播的"意见领袖"和中医医术、医道、医教的传承者和从业者,从他们的视角看中医教育国际化发展之路是更加具有客观性和说服力的。

第二节　研究问题

前人研究的缺失恰好让研究者发现了一个独特的研究视角:以来华留学生个体为切入点,以个案研究的方法来"微观深描"来华留学生学习中医的故事。"他们为什么来华学习中医?""他们是怎么学习中医的?""学习中医对他们产生了什么样的意义或影响?"这一系列贯穿学习起点和终点的研究问题能够指引我们揭开来华留学生学习中医的黑箱。同时,研究者遵循另一条隐含的线索,就是透过来华留学生的学习故事来发现"中医教育的得失在哪里?""什么样的中医教育是适合来华留学生的?""中医教育走向国际的策略是什么?"这些问题的答案。希望以已有的来华留学生学习中医为一面镜子,透过他者这面镜子,更好地看到、认识和审视(中医教育),发现中医教育的当下得失和未来之路。

一、研究问题的缘起

我的求学和工作经历启发了我看问题的视角:从跨文化学习活动主体——来华留学生的视角去看中医教育。我有过三段异地求学的经历,一段是离开家乡到别的城市上大学,一段是到欧洲留学,另一段是到美国访学。尤其后两段跨文化学习生活经历对我产生了深刻的影响。再加上跨学科的知识结构和专业背景,在国内一所知名中医药大学任教的经历,以及从事中医文化的跨文化传播研究工作,为我提供了研究问题的新视角,也使我具备了完成这项研究的有利条件:社会科学研究方法、中医学基本常识、跨文化理论与实践经验、良好的外语沟通能力。

我曾经担任国际教育学院跨文化交际课程的教学工作,所以接触过一些中医专业的来华留学生。对于这些不远万里来中国学习中医的来华留学生总有一种发自内心的佩服。中医学博大精深,中国人学中医都有些望而生畏,更不用说这些来自不同文化背景、说着不同语言的来华留学生。如果没有强大的学习动力很难修成正果。是什么样的动因促使他们到中国来学习中医? 学习中医的经历对于他们的人生产生了什么样的意义和改变? 这些问题常常盘桓脑际。

在目前来华学习中医的学生群体中,20～40岁的中青年占主体,也有一些年龄偏大的学生。中青年学生正处于学习的黄金时期,学习劲头足、精力旺盛,这些是年轻人学中医的优势。但是,因为人生阅历不足,这个群体遇到困难容易迷茫。而年纪较大的来华留学生虽然接受能力相对差一点,但是个人阅历和知识储备丰富,他们在对中医学内核的理解和领悟方面具有优势,而且专业思想更加坚定。

比如60岁才开始学习中医的英国人F先生。他坚持学习中医4年了,获得了中医学本科学历,实现了自己的中医梦。然而,62岁的加拿大医生 R 来中国一年了,至今还挣扎在中西医差异的困局里。相似的年龄,不同的求学故事,促使我思考"中医吸引外国人的地方究竟是什么?是什么让他们与中医结缘、产生兴趣、继而选择到中国来学习中医?"。不同的回答背后一定有相似或不同的中医故事,而这些故事就是一个个生动又丰富的个案,这些个案一定能够指引我发现打开中医教育走向国际之门的钥匙。因此,如何把中医教育走向国际的大命题聚焦到中医国际教育的对象——来华留学生身上,成为我思考的问题。

二、研究问题的调整

我最初野心勃勃地想做一个古今中外的历史研究,把研究问题整个放入漫长的历史长河中,探究外国人学习中医的原因和目的是什么?过去与现在有什么不同,有什么相似?不同历史时期外国人学习中医的动机与他们所处的时代和社会变迁又有什么联系?这一串串问题带动头脑风暴,大脑中呈现电影蒙太奇画面,在穿越古今中外的时光隧道中,不同装束的外国人乘着不同的交通工具,怀着不同的梦想和目的万里迢迢来到中国,投入中医研习中。于是,我一头扎入历史文献里,干劲十足地去搜寻那些忽闪而过的人物身影。可是,一个月的文案查找工作立刻遇到了当头棒喝,研究最大的困难就是文献的收集。中医西传的漫长历史可以追溯到秦汉时期,虽可以挖掘到几个典型历史阶段的典型人物或事件,但是要在浩瀚如烟的历史资料中去寻觅这些人物的蛛丝马迹不是本人能力可以驾驭的,况且还有民间的很多外国访学者根本没有在历史资料中留下印记。头脑冷静之后,我重新思考最初的研究意义是什么?研究结果是否有助于解决教育的现实问题?历史研究的逻辑应当是"有什么—是什么—为什么",而显然我对"有什么"都无法说清楚。"外国人为什么要学习中医"的确是一个很有趣的问题,但是如何让它落地呢?这成为在确立研究问题时遇到的瓶颈。

各种思维的碎片在眼前闪过,我试图找出一条线把它们串起来。这个过程就是理清"研究问题究竟是什么"的过程。一次偶然与波兰留学生S不经意间的对话打开了新思路,也鼓励了我坚持这项研究的信心。他说:"我从来没有觉得学习中医的过程是辛苦或者痛苦的,因为我是发自内心地对它感兴趣,所以学习的过程是充满快乐的,我找到了信仰!"我想知道他所说的"信仰"是什么。他用一个字回答:"道!"他说他现在就是在求道的路上,身心愉悦。他脸上露出的纯净笑容,让人想到春天的太阳。我仿佛也沐浴在这片阳光里。于是,我很想知道这样一位幸福的学习者的内心会有怎样的学习故事,我更想知道是什么样的教育能让他获得这种对生活、对生命的感悟或者被他称为信仰的力量?S作为一位成功的来华学习中医留学生个案,他的学习故事会对我们的中医对外教育有何启发呢?现实中的人不是比史料更生动、更真实、更有研究价值和现实意义吗?

眼前来华学习中医的外国留学生不就是活生生的研究对象吗?当研究者逐渐深入学习者个体的生活世界,发现我们原先的一些认识是有问题的:比如我们的学校总是在通过努力地提升实验设备、实验数据来提高教育的质量和国际化程度,以为这样的中医教育就是先进的、有国际视野的、有吸引力的,那么,对于外国人来说,吸引他们的是这些实验设备和技术吗?那么对于外国留学生而言,来华学习中医的校园生活是否应该是科研竞赛发表论文呢?他们期待的中医教育应当是什么样的?我随机问了几个留学生,"traditional"(传统)和"natural"(自然)是被谈及频率最高的关键词。虽然不乏有谋生、追求职业发展需求来学习中医的外国学生,但是多数人都怀有来华学习中医的高期望。对于像S这样已经在中国久居8年的外国人而言,他甚至做梦都想回到两千多年前的中国,回到《黄帝内经》的那个"真人"时代来实现他"求道"的夙愿。因此,我最后把研究问题的范围明确为:立足现实生活,把正在接受中医教育的留学生作为研究对象,挖掘他们的求学故事,做一个有一定深度的研究。

三、研究问题的确立

在不断地反思与交流中,研究者渐渐明确了研究问题的视角和范围。以来华学习中医的各国学生作为研究对象的主体,通过个案研究的方法,围绕"外国人为什么学习中医?怎么学习中医?学习结果怎样?"的逻辑线索,展示留学生在学习中医过程中认知、情感、价值观等方面的变化,揭示中医教育在这个过程中如何发挥育人和文化传承等功能,探讨中医教育如何成为可以塑造、影响、改变人生活方式和人生境界的教育,最终发现中医教育如何植入人心、走向国际的策略,为中医教育国际化之路打开一扇窗。作为研究补充,我利用自己美国访学的机会,对美国加州中医药大学进行了实地调研并对多名学习者展开了深入访谈。之后,又通过电子邮件和网络视频等现代通信工具对英国5位中医师进行了在线访谈,完善补充了在海外接受中医教育的学习者对于学习动因、学习过程和学习结果的回顾叙述,使研究结果兼具全面性。

最终,研究的核心问题确定为"外国人为什么学习中医",研究内容主要包括以下四个方面:

第一,外国人为什么学习中医?分析来华中医专业留学生学习中医的动机和海外中医学习者学习动因,揭示中医教育吸引外国人的原始动力:技艺(显性)+文化(隐性)。这种原初的学习兴趣在学习过程中是如何维持、加强或消减的?影响其变化的跨文化因素主要有哪些?

第二,外国人是怎么学习中医的?分析外国学习者在学习中医过程中遇到的主要困难或障碍是什么?他们是如何克服解决的?他们使用了哪些策略?学习中医的整个过程经历了怎样的一个认知、情感、价值观的改变?

第三,学习中医对他们意味着什么?分析外国人学习中医的结果:学习的收获和遗憾。分析影响学习结果的关键因素,比如重要他人的作用、中医文化的涵化、学校和社区文化的影响等。

第四,中医国际教育如何植入人心?从育人和文化传承两方面来分析中医国际教育目前的得失,指出中医教育走向国际的策略。

第三节 研究意义

美国历史学者费侠莉(Charlotte Furth)曾对中国传统医学有过这样精妙的刻画——"黄帝的身体,艺术的别方",生动勾画了中国传统医学的独特性和人文魅力。李约瑟博士在《中国科学技术史》里指出:中西文化的分水岭就是中医学。也深刻地揭示了中医学不仅具有医学和生命科学意义上不可取代的价值,而且作为中国传统文化的精髓,具有独特而丰富的文化价值。但是,长久以来,中医药的对外传播总是一种"酒香不怕巷子深"的态度,用现代传播学语言就是以人际传播模式为主。加上近现代以来有"废除中医"之声,中医药不断面对着西医化改造的现实和威胁。与此形成对比的是,中医药在海外的发展却总是呈现"墙里开花墙外香"的局面。纵观古今,不同时代的外国人对中医学始终怀着好奇、探究、崇尚之心。在全球化背景下,中医药的医学价值和人文价值值得全人类保护、继承、创新和发展。习近平总书记多次在不同场合指出,"中医药学是中华文明的瑰宝","中华优秀传统文化是中华民族的突出优势,是我们最深厚的文化软实力","中医药是打开中华文明宝库的钥匙"。中医药走向国际必然离不开一群群手中握有金钥匙的从医者。来华学习中医的留学生是中医药走向国际的排头兵,是目前和未来在海外传播中医药的"意见领袖"。"让外国人讲述中医故事"既可以避免"王婆卖瓜"的嫌疑,也可以让后来者在这个故事里找到共鸣、启发,既少去很多水土不服,又有说服力。

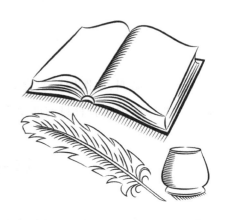

第二章
研究思路与过程

如前文所述,关于外国人学中医的学术研究非常少。目前,国内外研究中没有把来华留学生个体作为研究对象,用实证研究的方法来揭开他们学习中医的面纱。这是本研究的亮点,但也给文献的梳理带来了困难。我从历史上中医西传和外国人来华学医的大致脉络及典型历史时期特征、现实背景下来华留学生跨文化学习适应、中医教育国际化问题相关研究等三个方面做了文献梳理和归纳。

本研究的整体思路可以概括为"两条线索""三个阶段"。

一条显性研究线索是"外国学生如何学中医?",从横向和纵向两个维度进行。横向包括三个方面:来华留学生学习中医的动机;学习中医过程中的障碍及策略;来华留学生对学习结果的评价与判断。纵向着重考察来华留学生从选择中医专业、到学习中医过程和学习结束时对中医的认知、理解、态度、情感和价值观的变化轨迹,即外国学生在中国学习中医经历了怎样一个自我蜕变的过程。而隐含在这条研究线索下面的是另一条研究线索"中医教育如何走向国际?",即通过来华留学生的视角和他们学习中医的故事来揭示中医教育目前的得失和未来国际化之路的策略。

本研究是一项质性研究,历时两年(2014年8月至2016年8月)。我对11名来华中医专业的学生进行了深入细致的追踪调查。2014年8月至2015年1月,我通过开放式访谈、非正式访谈、参与型观察、问卷调查等方式,了解他们学习中医的动因、过程和结果,完成国内部分的田野研究。2015年1月至7月,我在美国罗德岛大学传播学院访学,其间到加州中医药大学进行了为期三周的实地调研,对数位在校学生和教师进行了问卷调查和访谈。同一时间,请在英国威斯敏斯特大学替代医学院访学的同事组织了问卷调查,并且通过邮件、视频等方式访谈了英国的中医学者、教师和学生。2015年8月至2016年8月,我回到国内后多次与研究对象见面、交谈,跟进他们学习生活中发生的一些变化,重点关注中医教育对他们产生了什么样的影响。

本书中涉及几个核心概念,做一下简单说明。"外国人"在本研究中是指在中国和境外学习中医的非中国国籍的人。本研究中涉及两类人,一是来华学习中医的外国留学生,本研究选取了11名来自不同国家和地区的、不同文化背景的、目前在浙江中医药大学学习中医和针灸专业的本科生、研究生。二是分别在美国和英国学习中医的外国人。"中医"是国际上对中国传统医学的一个统称,在本研究中指的就是以中医学为代表的中华传统医学及其内含文化。"跨文化"在本研究中有两层含义,第一层是来华留学生本国文化和东道国文化之间的差异与沟通;第二层是中西医学文化之间的差异与沟通。本研究中的跨文化学习主要指来华学习中医的外国留学生跨越中西医文化差异所进行的学习和交流活动。"个案研究"指的就是"对单位事件、现象或社会单位所进行的密集的、整体性的描述和分析"。选择这个方法的主要目的是可以采用人类学"深度描述"(thick description)更深入细致地了解研究对象的生活细节、内心情感和行为方式。

第一节　文献综述

结合本研究实际,我首先查阅了中外医学交流史、中西医文化传播史方面的文献,希望从中梳理出中医西传与外国人来华学习中医的大致历史脉络和各个典型阶段的特点。其次,因为本研究立足的是目前来华留学生学习中医的现实背景,研究者收集了外国留学生跨文化适应方面的文献。作为来华留学生大军中的一支重要力量,来华学习中医的留学生身上既有留学生跨文化学习适应方面的一般性问题,也有因其专业的特殊性所产生的独特问题。再次,研究者收集和分析了国内外中医教育发展的研究文献,尤其聚焦于中医国际教育、中医教育国际化相关问题的探讨。文献资料的充实一定程度上保证研究的深度与广度。

一、外国人来华学习中医的历史研究

历史上这些来华学习中医的学生中,有的是本国派遣到中国学习中华文明强国之道的官员或使团,如日本大化改制之前,正值中国文化日趋大盛,日本朝野产生了一股向中国学习的强烈向往热潮,随即多次派遣隋使、遣唐使入华。僧人惠日就是第一位来华学医的。惠日于614年随同遣隋使到华,学习9年,专门为学医而来,623年回日本时带去了《诸病源候论》等众多重要医书。由于惠日对于中医传入日本所做的开创之功,天皇赐姓药师,后世称之为"药师惠日"。惠日后来又两次遣唐,他的子孙承袭其业,和到唐代留学多年的高向玄理、僧旻等人一起推动了日本历史上有名的"大化改制",全盘效仿唐制,建立整套律令,成为统治国家的基本法典,日本由此也得名"律令国家"。而日本也同时全盘接受中国医学,效仿唐代医疗行政制度和医学教育体制,建立了日本最早的医事制度。古代东亚各国都有类似的派遣使节来中国学习,学习中医药医术、医学典籍、医疗制度、医学教育体制,回国后建立本国的医学和医学教育体系。还有一些属于民间或个人行为的留学活动,比如明代中后期,伴随传教士入华、沿海商贸和移民活动,医学的民间交流活动也不断增多。来华学医的人身份各异,有西方的药剂师、传教士,也有普通人。他们带着科学研究的目的,成为中医西译和西传的始创者和推动者。比如波兰传教士卜弥格,是中医西渐历史上的一位重要人物,其父是波兰国王的御医。1642年,卜弥格来到中国,初期他以神职人员的身份来华传教。但因为出身医学世家,卜弥格不仅对欧洲医学经典了然于心,而且对中医和本草学也有着浓厚的兴趣。因此,卜弥格在华期间编写翻译了多部中医学著作,从1652年至1653年他编写了两部涉及大量中医药信息的著作《中华帝国简录》和《中国事物概述》。与其同时代来华的欧洲人都比较热衷于把东方植物的种子或药材标本收集并寄回国,其中以传教士为多。同时,中医药本身具有的贴近民众生活方式的基层文化特征,让来华商旅团队和个人掌握了一定的医学知识和尝试,带一些名贵中医药材和医学典籍回国,促进了中医在海外民间的传播。当然,传教士作为特定历史时期在中西文化传播中起到特别作用的一个人群,与中医的近现代命运有着千丝万缕的关系。传教士既推动了中医的西传,也触发了中医近代历史上的存废危机。西医成为传教士手中瓦解中国传统社会结构的一把解剖刀,把中医作为下刀子的切口,为其打上不"科学"、"伪科学"的烙印。直到20世纪50年代,以针灸教育为代表,中国开始真正有组织有规模地向国外推介中医药。毛主席曾预言,"中医、针灸不是土东西,将来世界各国人民都要用"。目前中医药学的传播已经遍布世界上130多个国家和地区,成为全人类可以共享的医学。世界卫生组织传统医学处也聘请了中国专家担任顾问,并且在中国设立了数个传统医学研究中心(包括中药、针灸等)。

二、来华留学生跨文化适应的研究

随着教育全球化时代的到来,各国之间的留学生往来日益增多和密切。跨文化适应成为教育学、社会学、跨文化学界研究的一个交叉点的。随着来华留学生队伍的日益庞大,他们的跨文化适应问题的研究也逐渐成为中国学者关注的问题。但是,对于来华留学生跨文化适应及其影响的研究多数停留在宏观政策层面上,微观层面的研究不多,深入的实证研究更加少,主要集中在心理学领域,比如北京大学心理学系陈慧的博士论文《在京留学生跨文化适应及影响因素研究》,华东师范大学博士杨军红的论文《来华留学生的跨文化适应研究》。我所检索到的有关来华留学生跨文化适应问题的研究,比较集中于2010年后,研究的主要焦点有以下三类。

第一类,以国别分类,调查研究某一地域的来华留学生跨文化适应现状、模式及其策略。这些研究发现基本上都没有离开1960年文化人类学家奥伯格提出的文化冲击(cultural shock)理论的框架。文化冲击指的是"由于失去了自己熟悉的社会交往信号和符号,对于对方的社会符号不熟悉,而在心理上产生的深度焦虑症"。这种焦虑产生的原因可能是离开熟悉的食物、环境、朋友,也可能是由于对自己身份角色产生的混乱,对于无法适应环境产生的无能感等。如果自己国家的文化与留学国的文化差异越大,那么这种文化冲击力越强。文化冲击理论的U型模式由四个阶段构成:蜜月阶段—沮丧阶段—调整阶段—适应阶段。初到东道国的外国学生对于新的环境怀有好奇,这种由新鲜感产生的好感大约维持2个月左右;然后进入不适应阶段,大约历经3个月;面对压力和挫败感,开始借助策略进行心理和行为的调整;最后进入适应阶段,继续对周围事物产生兴趣。事实上,利用文化冲击的概念对外国人的文化适应问题进行追踪调查一直是国内外跨文化研究的常用套路,这一点也早有学者指出。20世纪末,Berry首次提出了跨文化适应的濡化策略(acculturation),他指出濡化策略是指移民者对于原文化保留和对异文化接受程度的态度与行为。具体而言,包括同化(assimilation)、整合(integration)、分离(separation)和边缘(marginalization)。文化濡化理论随着文化多元性理念的盛行变得日益复杂,国内外一些学者在此基础上不断补充、批判和发展这个经典理论,拓展了原有濡化单一固定模式,增加了濡化过程的多样性和结果的包容性。

比较早关注留学生跨文化人际交往问题的研究代表人物是陈向明博士的《旅居者和"外国人"——留美中国学生跨文化交际交往研究》,第一次把视角放在留美中国学生跨文化人际交往的模式以及如何在与美国人交往的过程中完成自己在价值观和行为方式上的变化。她采用的质性研究方法对于之后的同类研究产生很大的影响。对于来华留学生跨文化适应问题的研究,以量化研究维多,比较有代表性的是安然《来华留学生跨文化适应模式研究》一文,文中分析了目前对于来华留学生学习经历适应过程的研究主要关注于三个方面:一是生活的适应,主要是对生活环境的适应,包括气候、住宿、饮食、购物、休闲娱乐等;二是跨文化沟通或适应,主要是与老师、同学的沟通与交流,对留学国主流文化的认知,及留学生心理障碍等;第三是学习适应,主要是对留学国的教育方式、教育管理方法的适应等。留学生往往基于这三个方面的适应问题形成对留学国的总体看法。如果适应情况较好,则会向其同胞、朋友积极宣传留学国;反之,则会产生负面的印象和影响。

第二类,测量留学生跨文化适应水平,分析影响跨文化适应的各种因素,比如来华留学生的汉语水平、年龄、出国经历等。Ward的跨文化适应理论是实际研究中采用最多的理论模型。Ward理论认为,影响跨文化水平的因素主要有两个维度,一个维度是心理,另一个维度是社会文化。Ward编制的"社会文化适应量表"(英文版)具有较高的信度和效度,该量表共29个项目。国内曾有学者在该量表的基础上,综合中国人生活方式和文化的特点,从生活、学习、文化和人际交往四个维度编制"在华留学生社会文化适应调查量表"。研究发现,来华留学生的社会文化适应水平总体处于中等,其中由于不同的来华目的、年龄、汉语水平和出国经历,留学生的社会文化适应程度也不同。比如研究发现,不同年龄段的留学生在适应水平上呈现显著差异,汉语水平差、年龄超过36岁的留学生在人际适应和文化适应上分别存在一定问题。另有研究表明,留学生对留学国过高的期望将增加其跨文化适应的难度。

第三类,从以留学生管理工作角度出发,有针对性地讨论留学生跨文化适应的问题并对留学生管理工作提出相应建议。很多研究都指出了对留学生进行中国文化教育的必要性,认为中国高校教育把留学生当"外宾"。比如把留学生与中国学生分开管理,形成了留学生被"隔离"的状态,甚至留学生不能自然地融入当地社区和各种文化社团,一定程度上也阻碍了留学生参与主流文化的社会活动。也有研究指出,对中国文化的肤浅认识是阻碍留学生成功完成跨文化适应的一个因素,提出在专业课程之外要开设中国传统文化课程,并且创造多种渠道让留学生接触中国人的平常生活、了解中国人的生活方式。

从研究方法上看,对留学生跨文化问题的研究主要使用的是定量研究法和历史文献法。这些研究方法的不足之处在于,不能真实地展现留学生跨文化学习活动中丰富的、有血有肉的生活经历,没有比较细致、细腻地描述他们日常生活,缺少对他们内心变化过程的刻画,也没有探讨留学生本人对于跨文化学习经历的意义解释。因此,一个显而易见的研究缺失在于:目前对于来华留学生跨文化学习生活的研究缺少从留学生自己的视角出发来看待问题的质性研究。

三、中医教育国际化问题的研究

随着高等教育国际化水平的提高和中医药及其文化价值对外传播

的发展,中医药教育国际化的问题在最近10年受到越来越多的关注。对国内外相关研究进行了梳理,主要分为以下四类。

第一类:宏观层面探讨中医教育的国际化趋势。此类研究一般从宏观层面探讨中医对外教育的发展趋势,立足点是中医教育国际化的必然性和重要性,侧重于政策导向或理论思考。卫生部与国家中医药管理局联合制定的《中医药对外交流与合作中长期规划纲要(2011—2020)》明确指出了中医的整体思维、辨证论治、治未病等核心思想,正逐步得到国际社会及多学科的认可和接受。比较有影响力的研究有教育部"21世纪初高等医学教育发展战略规划研究"项目,该研究指出要推动中医知识和文化的国际传播,支持有条件的中医院校拓展国际市场,吸引更多海外学生来华接受学历教育,全面推进多层次中医药国际教育合作。国家中医药管理局、教育部高教司主持的"中国中医药教育发展战略研究"项目,该项研究历经两年时间(2004—2006年),涉及全国12所中医药院校,14个专题研究,出版《中国中医药教育发展战略研究》一书也对中医对外教育与交流的趋势进行了宏观层面的论述。另外,有一些学者也对中医教育国际化趋势及其面临的机遇与挑战做出分析和预测,比如"高等中医药教育国际化的实践研究与理论探索"(江苏省2003年教育科学规划项目重点课题)。此类研究多集中在2000—2005年。

第二类:探讨影响中医教育国际化进程中面对的一些问题。此类研究从中医国际教育的问题实际出发,分析可能影响中医教育国际化的各种因素或障碍,并基于此提出一些建议和思考。比如,关于中医文化在中医对外教育与交流中的重要性、必要性的研究,关于中医教育国际合作与交流的新途径或新发展的研究。这些研究的共同特点是,关注问题的视角开始具体化,但对于问题的分析仍侧重于理论探讨,缺乏实证研究。此类研究比较集中于2005—2010年。

第三类:探讨中医学专业外国留学生跨文化交际问题的研究。这类研究一般侧重于探讨外国留学生对中医知识及其思维方式跨文化认同等问题,或基于此提出提升其跨文化交际能力的对策。一些学者已经关注到中医学特有的理论体系及其思维方式对外国留学生跨文化理解的影响。另有一些研究开始从操作的层面上提出解决问题的对策。这些研究的特点是,研究对象和研究问题开始聚焦,研究方法开始呈现实证研究的发展趋势;但研究视角仍然比较单一,仅从跨文化理解的角度来论述中医药教育国际化进程中的障碍或可能路径。此类研究比较集中于2010年前后至今。

第四类:中医药教育在境外的发展状况研究。这类研究主要关注中医教育海外发展的现状、未来发展趋势以及国际化视域下的中医教育观,比如坚持传统中医教育观还是中西医结合教育观的争论。前种观点认为,中医学是基于两千多年的临床实践与考验的完整完善的医学体系,从根本上不能与西医相结合;后种观点则认为,中医学不应只局限于中国文化的环境圈里孤芳自赏,需要得到西方主流医学的证实才能更好地发展。其中比较有代表性的研究有美国加州中医药大学校长罗尼·赞德曼(Ron Zaidman)博士对中医教育在美国35年(1972—2007年)的专业化发展和趋势做了深入的研究等。类似研究在最近10年比较多,与中医教育全球热的兴起有密切关系。

总体而言,对于中医药教育国际化问题的研究总体呈现从宏观层面的探讨为主逐步走向具体、微观和深入的趋势。一些学者已经关注到中医药国际理解的障碍,比如关于外国留学生在学习中医基本理论及其文化过程中的跨文化认同等相关问题的研究,但是仍缺乏比较全面的研究视角和深入的实证研究,缺乏对核心问题的分析,包括问题的提出、特点与规律的把握、原因分析及具体对策,也没有对研究对象进行归类,使得问题的探讨和对策的提出缺乏针对性。

第二节 研究设计

为避免研究走入一个暗箱,我希望在研究之初有一个尽可能全面的程序设计:应该从哪里开始? 如何确定访谈对象? 如何设计访谈问题? 在田野中应该观察什么? 对于收集的数据应该怎么处理? 虽然整个研究过程不可能有一套完整的、每一步都可以预设好的程序,但是如果完全置身于一次对未知旅途的冒险,必然会经历毫无方向的沮丧,就会影响最终结果的有效性。经过与导师、前辈的多次交流,阅读同类研究的文献启发思路,反复思考如何把研究的核心问题进行分解,最终找到了比较合理有效的研究路径。在本书成文阶段,写作思路与研究思路恰好吻合。

我希望整个研究能够把中医教育国际化的大命题聚焦到受教育者身上,通过留学生这面"镜子"折射到中医教育如何走向国际的这个问题上。因此,如何让研究围绕"人"开展,但又达到"以点带面"的效果,这是我思考的问题。首先,研究者对近十年来华学习中医的外国留学生的相关数据进行了统计和分析,希望从宏观层面全景展示来华学习中医的留学生群体具有什么样的特征。从而回答"谁在学习中医?"这个有关受教育主体的问题。我选择了2001—2013年留学生数据的理由主要有两点:一方面是从新世纪的第一年开始,有一种新起点的寓意;另一方面是因为本研究开始的时间是2014年,正好教育部国际合作与交流司印发的《来华留学生简明统计》的数据统计到2013年止。其次,研究者结合研究对象所在学校同时期的相关数据,统计分析了留学生数量、生源地、教育层次、年龄结构等特点。再次,对典型事件、现象进行了分析解释,比如为何在2004年、2009年、2013年出现留学生人数高峰? 为何在中医院校的西医留学生人数会多于中医留学生? 为何中医留学生数量规模不断上升但是在来华留学生数量的排名中从首位下降到第7位？透过对这些典型现象的成因分析，我们可以更客观地了解国内中医留学生教育的现状。对于这章内容在全文中的作用，研究者希望如同电影开场大幕拉开，看到一群面目模糊的故事人物走进视线。

然后，研究者希望故事人物一个个登场，讲述他们的"中医故事"。外国人学习中医的过程就是一个黑箱，研究者的目的就是要从学习者的视角去揭开这个黑箱。遵循"留学生为何学习中医？如何学习中医？学习的得失是什么？"的逻辑线索，通过"微观深描"的个案研究方法把外国人学习中医整个学习活动的起点、过程、终点做一个细部和动态的描绘。以此弥补同类研究中对于留学生跨文化学习活动过于抽象、简单、粗线条勾勒的不足。同时，借助教育学、人类学、跨文化相关理论对人物的语言、思想、情感、行为进行一定的解读。研究者希望自己更多时候是以"局外人"的身份去倾听、观察和分析他们，也希望在文字呈现中体现留学生的"主位"视角。因此，研究者对第三章、第四章、第五章的标题分别用了第一人称"我"：我为什么学中医？我是怎么学习中医的？学习中医让我收获了什么？突出研究对象的主位视角。

最后，研究者希望从留学生学习情况回到中医教育国际化的大愿景。通过学习者的故事反观中医教育目前的得与失，思考中医教育如何走向国际的大命题。相应的，本文的结论部分围绕"什么样的中医教育是适合外国人的？"这个问题提供建议和对策。

第三节　研究过程

本研究历时两年，研究过程主要由三个阶段组成。

第一阶段历时6个月，从2014年8月至2015年1月，研究者对浙江中医药大学11名中医和针灸专业的留学生进行跟踪调查，通过课堂观察、访谈等质性研究方法，希望比较深入地了解他们选择到中国学习中医的原因,在学习的过程中遇到了哪些学习、生活的障碍,是怎么克服和适应的。参与型观察和开放型访谈有助于研究者从留学生的视角出发,了解他们的内心情感和思想变化,捕捉他们在中国这个"他者"社会接触中医这个异文化的切实感受和思考。在访谈学生之后也访谈了相关教师,获得一些佐证信息。

第二阶段历时6个月,从2015年1月至2015年7月,我在美国罗德岛大学访学并从事跨文化传播方面的理论学习和研究。有机会以中医文化对外传播为研究主题,深入到美国加州中医药大学进行三周的实地调研。其间访谈了该所大学的校长、教师和学生。了解了中医教育在美国的历史和现状,了解了中美中医教育存在的共性和差异,更多的是了解了学习者学习中医的动机和未来的职业规划。

同时期,我通过在英国做访问学者的同事,以街头问卷调查等方式获得英国普通民众对于中医的认知和理解状况。我本人通过视频访谈和电子邮件,获得5位在英国学习中医的外国人学医行医的故事。由于机缘巧合,后来在杭州G20期间接待了来自英国的致力于中医药文化海外传播事业的马伯英教授,与之进行了比较深入的交流。

第三阶段历时一年,从2015年8月至2016年8月,我回到国内后继续跟踪调查11名研究对象的学习生活,尤其关注这段学习经历对他们原有的生活方式、价值观和行为方式是否产生影响,以及他们自己是如何理解这些改变的。在这一阶段研究中,研究者获取了一些文本资料,比如留学生学习日志。与研究对象的访谈和交流更加深入其内心世界。

第四节　研究方法的选择与运用

一、个案研究方法的选用

本文的研究视角是从留学生角度出发,了解他们学习中医的动机、学习过程及学习结果。质的个案研究方法非常重视当事人看问题的视角,同时强调从微观层面对社会现象进行深入细致的描述和分析,正如"好的个案能向读者生动地表达某一现象,帮助他们理解它的意义",个案研究非常适合研究者微观深描探讨留学生跨文化学习生活中具体的行为和思想。质的研究看重自然情境下事物发展的动态变化,这个特点符合研究者对于留学生在学习之初、学习进程中、学习结束整个过程发生的认知变化有一个动态的把握和分析。同时,因为个案研究对于"怎样"和"为什么"的问题具有明显的优势,比较适合于对过程的探析。质的个案研究可以选择较小数量的样本,便于研究者集中精力对少数留学生进行参与式观察、访谈等,从而更加细致地描绘他们的内心世界和学习生活细节。

二、研究对象的选取

对于研究对象的选取依据,研究者考虑了文化背景、医学基础、学历层次、年龄、性别等因素,在20名候选对象中选取了11名中医学、针灸学专业的留学生作为研究对象。他们就读于浙江中医药大学国际教育学院。研究者把研究目的和计划与国际教育学院负责教学管理的老师进行了汇报,并且请其根据研究者对于留学生生源地、年龄、学历层次和来华年限等要求进行初步筛选。负责教学管理的老师把研究者的初步研究目的向留学生进行说明,在征得留学生本人同意的前提下,研究者获取了他们的名字和个人联系方式。然后研究者以电话和邮件的方式与他们一一取得联系,详细地讲明研究目的和研究计划,真诚地表达了希望他们接受访谈的请求,然后向他们保证保密原则。

最终选择了11名研究对象,5名男性,6名女性。年龄从21岁至62岁。其中3人已婚,8人单身。他们中只有2位学生获得中国政府或学校的奖学金,其余9人是自费生。生源地涵盖了亚洲、北美洲、欧洲、非洲。1名在读博士研究生,曾经是西医工作者,已经退休。5名在读硕士研究生,3名本科生,2名本硕连读的硕士研究生。这9名学生,最短的在中国学习生活1年,最长的8年。下面是11名外国留学生的基本情况简介。出于保密原则,将所有人名以首字母代替。

R先生是土生土长的加拿大人,现年62岁,目前是中医学在读博士。有几十年西医的工作经历,已退休。来华学习生活了一年。住在学校的留学生公寓。比较喜欢独处,朋友较少。每周和一位中国的教师一起打羽毛球。平时有教一对中国母子学习英语。自费生。

M先生是定居意大利的以色列人,现年40岁,目前是针灸学在读硕士。一家四口生活在杭州已经两年半。妻子美国人,在杭州一所国际学校教英文,同时是浙江大学教育学在读博士。儿女就读杭州本地的中文公办小学。M先生性格开朗随和,老师和同学都很喜欢他,也有不少中国朋友。中文水平不断进步。获得中国政府奖学金。

S先生是波兰人,38岁,中医学在读硕士。在中国生活学习了8年。曾经在西安交通大学学习汉语,然后转而学习中医。妻子是在中国认识的中国人。喜欢古代文化,包括中国的和印度的。平时喜欢打坐、冥想、练功。中文流利。自费生。

D先生是刚果人,33岁,中医学在读硕士。来中国学习1年多。原先本科专业是公共卫生(public health),单身。会简单的中文,英语表达比较流利。自费生。

L小姐,韩国人,25岁,中医学本科毕业生,即将继续攻读硕士学位,在中国学习生活了8年。高中就读于杭州外国语学校,后考入浙江大学哲学专业,一年后主动申请转学到浙江中医药大学学习中医。性格开朗外向,中文说写流利。

Y小姐,马拉西亚华裔,26岁,在中国学习生活了7年,已完成中医本科学业,目前是中医学专业硕士研究生。性格文静,中文口语听说比较畅通,但是书写有问题。

W小姐,奥地利华裔,26岁,在中国学习生活7年,已完成中医学本科学业,目前是中医学硕士研究生。在中国出生,8岁时随父母移居奥地利。中文口语表达尚可,但是书写有困难。

I小姐,印度尼西亚人,25岁,拥有针灸学硕士研究生学历。曾在广西获得西医临床学士学位。在中国生活了6年。中文表达只会一点点,习惯用英语表达,参加的课程为全英文授课。

B先生,泰国人,21岁,中医学在读本科生,来中国学习1年。几乎不懂中文。

F小姐,泰国人,24岁,中医学在读硕士,来中国学习2年多,曾经在泰国学过护理学。英文比较流利,会一点中文。

L小姐,坦桑尼亚人,20岁,西医临床在读本科生,来中国学习的第一学期强烈要求转到中医专业学习,目前还在为这个目标努力,在自学中文和旁听中医相关课程。

第五节　材料的收集、分析和成文方式

马林诺夫斯基(Malinowski)在其著作《西太平洋的航海者》(*Argonauts of the Western Pacific*)中提出文化人类学的客观方法:①对那些通过调查和观察所收集到的统计性数据进行整理,其目的在于获得一些规律和模式;②通过现场采访的形式,对当地人们的行为进行观察和研究,并作系统和不间断的记录;③收集那些典型的叙述、表演和巫术的仪式。这些前人的研究方法为本研究中材料的收集和处理提供了宝贵指导。通过以下这些方法,研究者获得了比较丰富的第一手资料。

本研究收集材料的方式主要是访谈,包括开放式深入访谈和非正式访谈,辅以参与性观察。2014年8月—2015年1月,经过精心选择,最终确定了11位不同文化背景和医学基础的留学生作为研究对象,对他们进行了数次开放性访谈和观察活动。我和留学生一起上课,对其进行课堂观察。2015年1月—7月,研究者本人在美国罗德岛大学跨文化传播学院访学时发现,即使在比较保守的美国东北部和新英格兰地区,美国人对于中医的接受度还是比较大的,至少不排斥,更不用说华人比较密集的地区,比如加利福尼亚州(简称加州)。研究者本人到加州中医药大学进行了实地调研,访谈了教师和5位学生,并完成了针对他们对中医知识及其文化认知状况的问卷调查。由于偶然的机遇,通过英国中医师学会会长、英国皇家医学院院士马伯英教授的引荐,研究者接触到4位英国有名的中医师,并通过电子邮件和视频访谈的手段收集资料。回国后,2015年8月—2016年8月,研究者继续跟踪调查11名留学生,研究重点是观察经过一阶段的学习生活,他们思想和行为有哪些变化。此外,2016年6月研究者还组织了一次面对国内中医专业本硕连读研究生的集体访谈(focus group interview),希望验证和比较他们的回答与外国留学生的回答。同时访谈了几位国际教育学院的任课老师。2016年9月,与海外中医文化推广大使马伯英教授面对面交流。值得欣喜的是,研究者与这11位研究对象建立了比较好的个人关系,经常在微信、邮件、电话和其他社交场合保持联系。随着交往的加深,研究者又得到了留学生记载学校生活学习所见所想、真实生活经历的日记、网络随笔等资料。这些生活史研究材料是对访谈和观察所得的补充。

对原始材料进行分析时,我的工作就像一个分类器,尽量想把他们对同一主题的回答装进不同的筐筐,完成一个概括提炼的过程,然后找到可以解释或验证的理论。同时,要把每一个人完整的故事剪成不同的片段,归入不同的时间节点。在运用分类法和情境法分析材料时,我的大脑中总会闪现每一位研究对象的大致轮廓,就像一场剧场帷幕拉开,主人公一个个登场。然后,他们或用叙述的语言描述自己的基本面貌和生活细节,或用行走的语言展现内心世界的起落。于是,我感到之前的分类和剪辑过于冷漠和僵化,就像列出一张长长的清单一样,少了有血有肉的生活。因此,如何把展现故事和理论分析生动地糅合,成为考验研究者的一项工作。

在成文时,研究者还是采用了分类法和情境法结合的叙事方式。在第四章,分析描述外国人学习中医动机的时候,把研究对象所反复提到的核心思想用关键词概括,分成六类。除了对研究结果进行分类介绍之外,在每一类中选取典型个案进行深度描述,让人物回到当初的自然情境和时空下,叙述与中医结缘的故事以及选择学习中医的原始动因,插入人物小故事、回忆片段剪辑、访谈独白等。尽量把对人物、事件的感性描绘在理性归纳的底色中凸显出来。

在第五章,外国人学习中医过程的揭秘。首先,研究者遵循"是什么—为什么—怎么样"的逻辑探寻外国学生学习中医过程中的学习障碍是什么?为什么会有这些障碍?他们又是如何克服的?从而总结出中医留学生跨文化适应模式。其次,学习的过程也是学习者对于中医的认知、情感、价值观发生变化的动态过程,那么这种变化的曲线会是怎样的?是直线递进还是螺旋上升还是充满断裂的波段?对于这一章的书写安排,有一个特别的安排,挑选出研究者认为成功的学习者和受挫的学习者两个典型的案例进行呈现。同时,通过插入学习日记和回忆片段等材料,做一个鲜明的对比。

第六章,学习结果评价,回答"学习中医让我收获了什么?"个人对于得失衡量的标准基于他/她对学习结果的期待,正好可以呼应最初学习动因,会包含深刻的自我反思。所以,研究者希望以学习者自述的方式来呈现,而不是用研究者的语言去描述。

第六节　研究者角色

对于研究者而言,如何处理好"局外人"和"局内人"的关系,也关系到研究结果的效度。在本研究中,研究者的身份具有双重性质。

首先,研究者是一个"局外人"。我在一所知名中医药大学任教,但是与中医教学没有任何关系。我自己就是中医学世界里的一个他者,是一位有一点中医常识的中国人。因此,对于研究外国人对于中医的认知和理解问题,我不会有任何的前见或预见。我就是一个安静的观察者,倾听、体验或解释性地理解研究对象的学习经历和学习过程。

其次,由于研究者一直从事跨文化研究相关工作,外语专业出身又先后在欧洲和美国具有留学和访学的经历,与研究对象有着相似的学习生活经历。在这个意义上,我往往难以避免"局内人"的感受。这种"局内人"的身份,加之对于跨文化交流和交际的规范、礼仪和模式比较熟悉,能够让我比较容易与研究对象建立融洽的私人关系,获得比较真实、深入、生动的第一手材料。

最后,尊重研究对象的主体地位,尽量把他们叙述的经历和故事真实地重现。在研究的过程中,我常常提醒自己不要过多地受到习惯的影响,避免受到总是从宏观层面出发看问题的传统思维方式的影响,把留学生个体在跨文化学习中的感受和思想过多地与社会意识形态等外部因素发生关联。希望把观察的角度和思维焦点放在微观层面,牢牢抓住外国人个体的跨文化学习活动进行分析和深度描述。

第三章

谁在学习中医？

　　2001年至今，是来华留学政策的一个新阶段。加入世界贸易组织（WTO）后，我国正式将来华留学作为服务贸易的一种方式。来华留学政策呈现国际化、信息化的新特征，并且不断提高来华留学的规范化水平。在这样的来华留学政策指引下，这个时期颁布的各项教育法规中都有专门规定来华留学的内容，比如2004年颁布的《中华人民共和国学位条例》《国家教育事业发展"十一五"规划纲要》《国家中长期教育改革和发展规划纲要（2010—2020）》。还有一些其他的相关规章制度，比如《教育部办公厅关于启用全国来华留学生管理信息系统的通知》《教育部国际合作与交流司关于2006年推广来华留学生综合保险的通知》《普通高等学校外国留学生新生学籍和外国留学生学历证书电子注册试行办法》等。

在这时期,来华留学生的数量、质量和规范化管理程度都有明显的提升。来华留学生总人数从2001年的61869人增加到2013年的356499人,增加了将近5倍。特别是2004—2008年,留学生总人数出现明显的涨幅,年增长率都在15%以上,尤其2004年比上一年增长了42.6%,2007年比上一年增长20.2%。随着2008年中国成为世界第三经济体,2011年中国赶超日本成为世界第二经济体,中国成为吸引外国学生的重要留学目标国。从2009年开始,来华留学的自费生占了95%以上。来华留学的专业增多、领域更广。

我国中医对外教育始于20世纪80年代,经过改革开放30多年的发展,实现了由无到有,由零星到形成规模,最后逐步建立了一套完整的中医对外教育体系。进入21世纪,在来华留学生总体数量不断增长的大背景下,来华学习中医的留学生在数量、生源地、学历层次、年龄结构等方面呈现一些新特征。研究者通过对近十年来华学习中医的外国留学生数据进行统计和分析,希望从宏观、全景层面展示来华学习中医留学生这个群体的特征,进而回答"谁在学习中医"这个关于受教育主体的问题。

第一节　来华中医学生数量不断增长

2001—2013年来华留学生数据统计显示,中医专业的留学生人数总体呈现上升趋势,从2001年的3865人增加到2013年的13779人,增加了3.6倍。各个教育层次的留学生人数和比例有所变化,其中本科生数量明显增加。

一、总体数量明显增长

如表3-1所示,2001—2013年,每年来华学习中医的留学生总人数以及各个教育层次的留学生人数都大幅度增加。2001—2013年,中医专业的留学生总人数增加了近1万,总量增加了近4倍。

表3-1　2001—2013年来华学习中医留学生人数

年份	总人数	本科生	研究生	普进生	高进生	短期生
2001	3865	1661	381	157	10	1656
2002	4055	1948	531	265	32	1279
2003	4170	2522	723	326	52	547
2004	6264	3020	707	284	24	2229
2005	8394	4579	920	268	26	2601
2006	7063	3564	865	160	18	2456
2007	8571	4889	1087	231	28	2336
2008	9377	5494	1248	268	92	2275
2009	10990	6368	1340	310	60	2912
2010	10913	6455	1360	319	62	2717
2011	11792	6706	1494	334	42	3216
2012	13025	7075	1627	230	37	4056
2013	13779	7321	1698	234	28	4498

二、本科生人数和比例不断上升

来华学习中医的留学生各个教育层次的人数和比例发生了一些变化。由表3-1可见,本科生人数从2001年的1661人上升到2013年的7321人,在总人数中所占比例从2001年的43.0%上升到2013年的53.1%。研究生的比例也有所提升,从2001年的9.9%上升到2013年的12.3%,短期生比例有明显下降,从2001年的42.8%下降到2013年的32.6%。

本科生人数明显增多并且占比不断增加,这是来华学习中医的留学生学历层次变化的一个最明显特征,说明中医国际教育的学历教育层次有了显著提升。

第二节　生源地分布日益广泛

　　来华学习中医的留学生生源地的分布状况与目前中医药海外传播的格局基本一致：以中国为中心，以韩国、日本及东南亚国家为外围，以欧美及其他西方国家为边缘的辐射状格局。这个分布特点与中医药在海外传播的现状也是吻合的，亚洲是中医药传播历史最久、地域分布最集中的地区，其次是北美、欧洲、以澳大利亚为主要代表的大洋洲等地区。最近几年，来自非洲及拉丁美洲一些国家的留学生人数也呈现上升态势，欧美发达国家的留学生比例不断提高。目前，来华学习中医留学生的生源国已遍布五大洲。

　　对浙江中医药大学中医专业留学生来源地的分析表明，主要以周边的亚洲国家（占48.1%）为主；其次是北美洲（占34.2%）的美国和加拿大；来自欧洲国家的留学生也呈现增长趋势；大洋洲、非洲国家生源虽然所占比例最小，但在人数上也有增加（见表3-2）。

表3-2　浙江中医药大学2010—2015年来华留学生生源地分布情况

	合计	2015年	2014年	2013年	2012年	2011年	2010年
大洋洲	84 (2.7%)	23 (4.6%)	7 (1.2%)	10 (1.6%)	10 (2%)	18 (3.9%)	16 (4%)
非洲	49 (1.6%)	14 (2.8%)	14 (2.3%)	8 (1.3%)	5 (1%)	2 (0.4%)	6 (1.5%)
北美洲	1098 (34.2%)	77 (15.4%)	278 (45.7%)	310 (49.6%)	214 (41.8%)	131 (28.2%)	88 (21.9%)
欧洲	409 (13.4%)	78 (15.6%)	51 (8.4%)	53 (8.5%)	72 (14%)	90 (19.4%)	65 (16.2%)
亚洲	1471 (48.1%)	308 (61.6%)	258 (42.4%)	244 (39%)	211 (41.2%)	223 (48.1%)	227 (56.4%)

第三节 教育层次多样性

来华学习中医的留学生可以分为学历生和非学历生两种。中医对外学历教育包括专科、本科、硕士研究生、博士研究生;非学历教育包括高级进修生、普通进修生和短期进修生。20世纪八九十年代,以非学历教育为主,培养层次偏低。目前国内中医药院校对外教育中短期培训仍然占有重要比例,往往与境外一些中医院校或研究机构有联合培养的项目。但是近十年来,留学生中的本科生比例明显上升。这个现象说明中医对外学历教育层次提高了,因为中医专业留学生数量的多少和教育层次的高低是衡量中医药高等教育国际化交流水平的重要指标。

第四节 年龄结构年轻化

来华学习中医留学生年龄结构的跨度一直是比较大的,从20岁至60岁以上都有。相比于在20世纪七八十年代出现的第一次以学习针灸为代表的中医学习热,一批批来自不同国家的专家、医生来华学习中医,这些学者一般在本国已是西医从业人员,年龄集中在40~55岁。近十几年到中国学习中医的外国留学生年龄结构呈现年轻化的特点,集中在20~45岁,尤其是20~35岁的学习者占了将近70%的比例。

对浙江中医药大学2012—2013年本科留学生数据调查发现,学习中医的本科生总人数86人,其中针灸推拿专业56人,中医学专业30人。

学生年龄主要集中在20~35岁,共有38人,占全体中医留学生的44.2%,其中20~25岁的人数最多,共29人,占比33.7%。这个数据表明,到中国学习中医的留学生趋向年轻化,正处在一个人学习能力最强的黄金年龄阶段。同时也说明中医教育吸引越来越多的年轻人,中医对外教育的未来市场必然以年轻人为生力军。

相对而言,2012—2013非学历生(短期进修生)的年龄分布情况如下:短期进修生共61人,年龄集中在20~35岁,占比67.2%。其中20~25岁人数最多,共21人,占34.4%;其次,35~45岁的短期生也有14人,占了全部人数的23.0%。

目前来华学习中医的留学生,无论学历生还是非学历生,都呈现年轻化的特点,主要集中在20~35岁的黄金学习年龄,具有较强的可塑性和接受新事物的能力。这一年龄时期的个体而言,也是人生价值观和生活态度形成并逐步趋于稳定、思维成熟且具有一定的社会经验的时期。来到中国留学,相对于来自教育模式和生活方式的差异导致的不适应而言,内隐性的文化差异、价值观冲突等深层因素给中医专业留学生跨文化学习产生的影响更深远。

第五节　自费生为主

中医专业留学生获得我们国家资助的奖学金的比例非常小,表3-3显示了2001—2013年中医专业留学生所获国家奖学金的人数及比例。2013年来华奖学金留学生人数达到500人及以上的专业共有12个,按照人数及占奖学金留学生总数中的比例递减排序依次为:工科22%、管理14%、汉语言12.2%、经济12%、西医10.5%、文学7.4%、法学6.9%、理科4.3%、教育2.5%、农科2.4%、中医2.2%、艺术1.9%。中医奖学金总人数718人,占所有奖学金留学生2.2%,名列第11位。

表3-3　2001—2013年中医专业留学生获得国家奖学金的人数及比例

年份	留学生获奖总人数	人数	比例
2001	5889	159	2.7%
2002	6154	160	2.6%
2003	6188	198	3.2%

续表

年份	留学生获奖总人数	人数	比例
2004	6759	196	2.9%
2005	7154	186	2.6%
2006	8320	208	2.5%
2007	10048	211	2.1%
2008	15000	225	1.7%
2009	12353	310	1.7%
2010	22737	423	1.9%
2011	25737	489	1.9%
2012	28053	533	1.9%
2013	32636	718	2.2%

来中国学习中医的留学生基本是自费生,自费生的比例占90%以上。可见,中医留学生中自费生的比例在所有专业中几乎是最高的。

值得指出的是,我国针对来华留学生的奖学金类型相比于国外各种类别、明目的奖学金而言,显得单一又单薄。如2000年颁布的《高等学校接受外国留学生管理规定》中规定了留学生奖学金的类型分为本科奖学金、研究生奖学金和进修生奖学金三种,统称为"政府奖学金"。在高等教育国际化的大背景下,世界高等教育市场对生源的竞争越来越激烈,我国的来华留学政策包括奖学金优惠政策不可避免地面临着调整。如何使我国的中医对外教育具有更大的吸引力?仅仅在奖学金问题上,就应该积极扩展面向中医专业留学生的奖学金类型和数量,推动中医教育走向世界高等教育市场并占据优势地位。

第六节　典型现象及成因分析

一、中医专业留学生数量增长的高峰期

2001—2013年来华学习中医的留学生数量增长速度快,出现了三个

高峰,分别是在2005年、2009年、2013年。这些年份前后的年增长率特别高,2004年来华中医专业留学生人数比上一年增长了50.2%;2005年增加了34.1%;2007年增长了21.6%。

这些来华中医留学生数量增长高峰期的出现也跟国内外社会大事件有一定的联系。2003年全球SARS事件,被认为医学界的灾难年,在抗击SARS的全球战役中,中医药作出了重要贡献,为其长久以来"不科学"的污名获得了正名的机会。而2008年北京奥运会的举办,中医药及其文化作为中华文化的精髓再次得到全世界舞台的展示。中国赢得了世界人民的关注和信任,中国的教育、中医教育也获得了更多的关注和青睐。2013年并不是高峰的终止,只是本研究数据统计时间截至2013年。

事实上,2013以来,随着我国中医界的大事件发生:2015年屠呦呦获得诺贝尔医学奖,2016年《中国中医药法》颁布,习近平总书记多次在国际场合推崇中医药、中医药文化,中医的医术医道不断亮相国际舞台,中医的民间传播也如火如荼,中医"拔罐"技术随着里约奥运会上各国运动明星的示范效应再次获得世界关注,这些都使得越来越多的外国人主动加入来华学习中医的留学生队伍。

二、中医专业留学生占来华留学生总人数比例明显下降

中医专业留学生在来华留学生总人数排名,在2001年前后,一度是紧跟对外汉语成为最吸引外国人的专业之一。但是,2007年后,中医专业来华留学人数排名下降。表3-4数据显示,2001—2013年,中医专业留学生在全部来华留学生人数中所占比例从6.28%下降到3.87%。同时,中医专业在来华留学专业中的优势地位是下降的,中医专业留学生在留学生人数中的位次也跌至第7位。由此可见,来华学习中医的绝对人数是上升的,但是相对人数比例是下降的。

表3-4　2001—2013年学习中医的留学生人数与比例

年份	来华留学生总人数	学习中医留学生人数	所占比利	名次
2001	61869	3886	6.28%	3
2002	85829	4070	4.74%	3
2003	77715	4183	5.38%	3
2004	110844	6283	5.67%	3
2005	141087	8427	5.97%	5
2006	162695	7130	4.38%	5
2007	195503	8671	4.44%	5
2008	223499	9418	4.21%	7
2009	238184	11022	4.63%	7
2010	265090	10962	4.14%	7
2011	292611	11822	4.04%	7
2012	328330	13042	3.97%	7
2013	356499	13804	3.87%	7

三、中医专业留学生人数增长率低于来华留学生总人数增长率

中医专业留学生人数增长率相比于来华留学生总人数的增长率要低。表3-5显示,2013年与2001年相比,来华留学生总人数增加了约4.8倍,而中医专业留学生总人数增加了约2.6倍。同时,2001—2013年,来华留学生的年均增长率也超过中医专业留学生的年均增长率。

表3-5　2001—2013年来华留学生数量及增长率

年份	来华留学生		中医专业留学生	
	人数	比上年增长率	人数	比上年增长率
2001	61869	16.3%	3886	39.5%
2002	85829	38.7%	4070	4.7%
2003	77715	-9.5%	4183	2.8%
2004	110844	42.6%	6283	50.2%
2005	141087	27.3%	8427	34.1%
2006	162695	15.3%	7130	-15.4%

续表

年份	来华留学生		中医专业留学生	
	人数	比上年增长率	人数	比上年增长率
2007	195503	20.2%	8671	21.6%
2008	223499	14.3%	9418	8.6%
2009	238184	6.6%	11022	17%
2010	265090	11.3%	10962	−0.5%
2011	292611	10.4%	11822	7.9%
2012	328330	12.2%	13042	10.3%
2013	356499	8.6%	13804	5.8%

我们也许可以从以下几个方面解释这个现象。

首先，伴随中国经济的发展和国力增强，来华留学教育呈现较好的发展势头，留学生对在留学中国的期望值更高。有研究者指出，中国潜在的就业市场在高等教育功利化程度较高的今天具有很强的诱惑力。因此，来华接受学历教育的留学生人数增多，而且专业范围不再像过去一样局限于汉语、中医等传统项目，根据教育部对外交流司提供的数据，留学专业拓展到理、工、农、医、人文、社科、经济、管理、法律、艺术、体育等所有学科。

其次，留学生除了希望在中国学习一门专业技能以外，还希望可以掌握汉语，熟悉中国的经济、科技和文化，了解中国社会。资料显示，现在来自发达国家的来华留学生人数日益增加。据美国教育协会（The Institute of International Education）出版的2009年度《开放门户报告》显示，中国在2008年之后已经成为美国学生第五大留学目标国。美国学生来华除了学习汉语、中国文化、中医学之外，亚洲经济、商科等也成为被青睐的专业。

四、中医院校的西医留学生多于中医留学生

有一个值得注意的现象是：有资料显示，自2005年以来，学习西医的人数已经超过中医；至2007年，学习西医的人数超过中医一倍以上。而

且,研究者针对浙江中医药大学的留学生人数调查显示,该校西医专业留学生人数自2010年以来一直超过中医专业留学生,就2015年而言,西医专业留学生人数是中医专业留学生的4倍。同时,从非洲、东南亚等国家与地区来该校学习西医临床医学专业的学生占了绝对优势,就2015年而言,西医专业的非洲留学生是中医专业非洲留学生的6倍。

原因可能是多方面的。

首先,中医虽然是传统学科,但是学习的难度是相当大的,非有极强的成就动机和学习毅力、悟性是很难学进去的,而且还要面对学成回国后狭窄甚至艰巨的就业之路。相比之下,来华学习西医的教育成本相比于其他欧美国家要低,但是可以获得相近的教育质量,对于一些发展中国家的学生而言具有相当的吸引力。中国的西医教育蓬勃发展,从教育目标、教育形式到教育内容、教育方法都与国际医学教育没有实质差别,学制、学历和学位等制度也都逐渐与国际接轨,国际化趋势日益展现。而相比到美国等发达国家学习西医的教育成本而言,中国要低很多。

其次,选择来华学习西医的留学生生源国相对而言西医的医疗体系不够完善,甚至在非洲一些国家根本没有现代医疗体系。我曾经与来自坦桑尼亚的留学生交流,问到为何来华学习西医,他们认为他们母国需要大量的西医工作者,但是到欧美国家留学没有机会获得奖学金,根本承受不起高昂的学费。中国政府提供了奖学金政策,而且中国的西医教育很完善,非常符合他们的求学要求。

再次,国外中医教育的兴盛也分流了一部分中医学习者。无论私人办学的中医院校,还是中外合作办学的中医孔子学院等中医教育机构,近十多年来在海外取得了显著成果。虽然中医教育仍然在各国正规教育体系之外,或者只是作为替代医学存在于海外医学院校,但是中医教育本土化进程已经展露端倪,而且教育水平也在不断提升,因此也越来越吸引当地对中医感兴趣的学习者。

中医教育在海外市场的办学形式主要有三种:①本土独立办学的私

人中医学校;②综合性大学里的替代医学专业方向;③中外合作办学,包括中医孔子学院。中国第十一届全球孔子学院大会资料显示:目前全世界共有522所孔子学院,1073个孔子学堂,遍布140个国家,学生共计184万人。而其中共有78所以中医为特色的孔子学院,数量与规模呈现蒸蒸日上的发展趋势。2016年全球孔子学院大会上提出了"创新、合作、包容、共享"主题,并强调要在更多的孔子学院开设中医、太极等特色课程,中医孔子学院拥有很大的发展空间。

一方面,海外中医教育事业的发展对于国内留学生教育带来了挑战。国内优秀的中医人才与优质的中医教育资源开始外流,随之出现了非中国本土的国际化中医教育新格局,吸引了海外不少对中医药感兴趣的学生。

另一方面,教育的国际化进程及伴随而来的现代教育理念、现代教育技术和先进的教育思想、教育资源、教育模式,给传统的中医教育带来了创新发展的机遇。如何在传承和发挥传统中医教学特色的同时,在教育理念、教学管理、教材建设、课程设置、教学手段以及如何共享教育资源等方面建立一整套适合现代教育模式的全新对外教育机制,是保持中医对外教育吸引力和生命力的重要保障。

五、小 结

根据阿尔特巴赫的推拉理论,无论是国家间留学群体的流动还是留学生个体的选择,背后都是潜移默化的社会、政治、经济、文化等因素的影响。推拉理论可以帮助我们从社会学角度发现影响来华中医留学生教育的主要因素,我们也许可以得出以下几点结论。

1. 历史文化因素

中医学悠久的历史对于西方人而言具有独一无二的吸引力。中医学是在中国人几千年生活经验和医学知识累积的基础上发展完善起来的成熟医学体系,并经过人类历史长期反复的临床验证。当西方人听说中医学现有理论早在两千多年前就已经建立,由此对他们产生的"拉力"是巨大的。

2. 政治经济因素

中国的政治稳定、经济实力强大和发展前景是吸引大量外国留学生来华学习的重要原因。高等教育国际化已经突破了文化交流这一传统的、单一的目标,而是具有多重目标的国际交流。因此,中医教育在走向国际的目标定位上,如何固守传统的阵地并能开疆扩土、挖掘发挥其更大的政治、经济、文化价值是值得探究的问题。

3. 教育因素

奖学金政策、教学质量、研究设施、教育设施、学位的优势(含金量)、跨文化生活适应度等都是影响中医教育对外吸引力的重要因素。

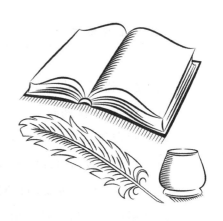

第四章

我为什么学中医？

有人指出"中医学在历史上基本上不是一个封闭体系，但也不是一个主动接受、主动外传的开放体系。换言之，中医学是一个被动的开放体系。"尽管是这样一种先天特征，中医学知识还是不断外传出去。伴随着历史上典型时期中华文明向周边国家的辐射，比如张骞出使西域、鉴真东渡、郑和下西洋等典型人物和事件，几乎中外文明的每一次碰撞、交融都不可避免地促进了中医药文化的传播。近代历史上，伴随传教士、入侵军队、商旅车队纷至沓来，以及东南沿海贸易的发展带动频繁的移民活动，中医的治疗方法和药材也被带到海外并在西方生根发芽，海外移民开设中医医馆也日益增加，中医养生方式逐渐融入当地的生活方式,比如盛行东南亚的凉茶。中医药典籍的西语翻译版本也在海外发行。然而,中医药跨文化传播与交流活动主要在民间,坊间的传承形式就是师带徒,或者是对着医书自学。真正意义上,掀起外国人中医学习热潮与一件政治事件密不可分,因此人们认为针灸是除"乒乓外交"之外另一个打开中美外交的秘密武器。1972年尼克松总统访华时,随行医官急性阑尾炎术后用针灸镇痛产生了神奇效果。这则信息一经纽约时报记者报道,立刻引起美国医学界和民间的轰动,直接导致了70年代美国医生和专家小组来中国学习研究中医针灸。自70年代末开始,国内中医院校开始招收留学生,先是几所中医院校试点,后来就全国范围铺开来。这段历史时期,来华学习中医的外国人主要是西医从业人员、医学专家,主要抱着科学研究的目的而来。

外国留学生最初对中医的接触可能源于一本书、一件事、一个人或者一种生活经历,激起了好奇心和学习的兴趣。他们中有一些人带着盲目崇拜,有一些是出于功利的目的,还有一些是糊里糊涂的,甚至有个别是不情愿的,直到5年或更长的学习时间结束之时,方才觉得刚刚入门。可能要再等多年的临床实践之后,加上人生阅历的丰富,才慢慢有所悟道。正如李永明博士评价自己学习中医,用了"一个偶然的中医"来说明选择过程的随机性,他幽默地把中国培养中医的制度称为:"先结婚后恋爱"。那么,外国人在这场交错时空的爱恋中究竟是一个什么样的顺序,是徐志摩诗句里"我是天空一片云,偶尔投影在你的波心"那样偶然相遇产生的吸引力,还是命中注定的情结。这其中必然有一些有趣的故事,而透过故事研究者更想发现中医学对于西方人的魅力究竟是什么。

第一节 最初的动因

一、中医药情结、中国情结和中华文化情结

情结，字典解释为"心中的感情纠葛；深藏心底的感情"。情结是一心理学术语，自荣格提出情结心理学理论而来，情结这个词的涵义被不断生活化和泛化。不同的心理学理论对于情结给出过不同的详细定义，但是不同的理论体系，无论是弗洛伊德体系还是荣格体系，都认同了情结的重要性。根据荣格理论，情结的形成源于童年时代经常重复的某种经验。

在来华学习中医的留学生中，有相当大比例是海外华裔的后代，尤其以东亚各国和地区的移民后代为主。这些华裔的血液里还是流淌着民族情怀，这份情怀让他们与中医药结缘。在讲述外国人学习中医的故事里，几次听到"缘分"这个词。这个浓缩了一切语言未能传达情谊的词，透着浓浓的温情和一种原始力量的指引。

案例1

Y："我就是天生学中医的！"

Y是一个马来西亚出生长大的女孩，已经在中国学习生活了7年，是一名中医学专业的硕士研究生。Y彬彬有礼、温婉亲和。她跟我谈起高中毕业时，她和同龄人一样面对大学和专业的选择。

那时的我真的好迷茫！我不知道我应该学什么？可是我知道我想学习的专业必须是我喜欢的。我待在家里，心情焦虑。这时，我闻到了一股熟悉的中药味，是奶奶在熬的中药飘散出来的独特气味。这个味道是我从小就熟悉的，并且特别喜欢闻。嗯，好像痴迷一样……小时候有个头疼脑热，奶奶就熬中药给我喝。大人们会认为我这么小的孩子，一

定会怕中药的苦味,可是我却很怪,一闻到中药味,就如同着了迷一样,好像其他小朋友对糖果的迷恋一样。我喜欢中药的味道,一点都不觉得苦。(她爽朗地笑)

我就这样想着,中药一定跟我有缘。所以,我就这么决定了,选择到中国学习中医。我想我就是天生学中医的!(她笑)我的家人都非常赞成我的决定!

中药味成为Y童年生活中一个很特别的记忆。这种对中医的情感源于童年生活里不断反复出现的经验。这份愉快的童年生活经验无意识地、潜移默化地形成了Y对中医的情感认同,并且成为她做出重要人生选择的根本动力。Y用充满中国意味的文字"缘分"概括了她来华学医的最初动因。

案例2

W:"回到中国是我最大的梦想!"

W是一位高高瘦瘦、充满古典气质的华裔女生。她在中国出生,8岁时随父母定居奥地利。W回忆初到奥地利时,极度思念家乡和小伙伴的强烈感情一直让她悄悄地哭。童年生活的记忆如此清晰地刻在脑海里,她做梦都想回到中国。这份思念之情促使她在选择大学时决定回中国学习一门有传统特色的技能。

我留恋童年在中国的一切,到了奥地利后我变得不爱说话,也没有新的小伙伴,我是多么想念中国,做梦都想回到中国!(W眼眶湿润)

"我要回去!"这个声音从来都没有在我心中消失过。终于,考大学时,我获得了可以回国的机会,真是太开心了!爸爸妈妈虽然舍不得,但是他们知道我多么想念童年中国生活的一切,最后同意让我回国读大学。是我们一起商量选择什么专业的。

难以割舍的中国情结让W非常坚决地做出了回中国读大学的重要决定。因为痴迷于中国元素,她选择了中医专业。于是,带着重温儿时温暖回忆的美好愿望回到了中国。一眨眼W在中国待了8年,即将完成硕士研究生学业。面对回到欧洲以后的工作前景，W非常清楚在目前的形势下，她是没有机会从医的。这个问题其实在她8年前选择回国学中医的时候已经明确地摆在她面前了。明知是这样的前景，为何W还是坚持学中医呢？

我有过迷茫，因为中医师目前在奥地利还不能进医院工作，如果要行医，必须获得西医的行医执照。但是，如今我变得异常坚定，内心想好了，即使未来不能靠中医生存，中医仍是伴随我一生的宝贵财富。学中医让我回到中国生活了8年……这是一件最幸福的事。学医是一辈子的事情，这个学习经历给了我人生的指引。(微笑)

说这些话的时候，W的眼神温柔而坚定，让人感受到一颗从容面对未来的强大的内心。我好奇是什么让她坚定了继续学习中医的决心，她告诉我，给她人生启迪和感悟的正是因为遇见很好的老师，这是她这一辈子最幸运的事。8年学习经历让她明白学中医为了什么。她反复表达了对这位老师和这段学习经历的感恩之情。

我很感恩，能够遇见这么好的老师！她让我明白学中医的价值不只是治病，更是一场人生的修炼……做一名好的医者，是通达身心的！

Y同学和W同学为什么学中医的故事是一个群体的缩影，也许可以解释中医药何以延续几千年的原始力量：它早已融入民族的血液里，散于民间生活中，凝结成一种挥之不去的中医药情怀、中国情怀和中华文化情怀。这份情怀可以追根溯源到历史上中医药对外传播及对外移民的几个典型时期。

早在秦汉时期，徐福东渡日本，书中记载"徐市率领童男女三千人海求仙，并带有百工技艺及医人。徐市到了日本，这是医人把中国医术带入日本之始。"徐福把秦文化、秦医药最早传入日本，至今日本保留"徐福村"作为纪念胜地。

西汉张骞两次出使西域，开辟有名的丝绸之路，为中外医药交流提供了便利条件;唐代玄奘西游、鉴真东渡进一步促进中医药的海外传播,扩大了国际影响力;明朝郑和七次率领庞大船队远渡重洋,到达30多个国家,足迹远至非洲,一位来华学习中医的坦桑尼亚女孩家里还保留着明代中国祖先留下的青花瓷碗,诉说着明代移民的故事。

明代中后期中国的对外移民成为一种常态,这是沿海中国商人在东西方交流碰撞中不断交融的结果。华人移民的足迹遍布东南亚,并且带动了中医药民间的对外传播。当时很多华人移民在当地开设各种商铺、饭馆、药铺,从事各种手工艺、建筑、印刷等劳作,自然也有医家行医。因此,明代中后期中医药的海外传播除了官方形式的交流,还有民众生活层面的传播。

到了近现代,中国东南沿海对外移民的脚步已经深入到欧美洲各地,甚至非洲。保留和传承在祖籍地的生活方式,设置建筑风格成为中国沿海商民向外移民的一个重要特征。如今散布在世界各地的极具中华文化特色和生活气息的中国城、唐人街就是中华文化生生不息、具有顽强生命力的重要象征。而作为中华文化子系统的中医药文化、中医语言、中医药经典理论来源于祖先日常生活耕作中,散见于民间生活、人事交往和衣食住行,"犹如麦豆菽稷,不可须臾离开",得以代代薪火相传。

二、异文化的吸引力

与来自东亚文化圈或者海外华人后代选择来华留学的初始动机不同,欧美、大洋洲等国家地区的留学生对中医药的钟情往往源自于对古老而神秘的中华文化的向往。中国传统医学哲学和自然疗法对于西方人来说是充满神秘感和巨大吸引力的。李永明博士在研究中提到,中国医学对于西方人的魅力最主要体现在几点。

1. 中医的悠久历史

中医是几千年生活经验和医学知识的积累,并在人体上得到长期临床验证。西方人对于中华民族五千年的文明史本来就崇拜不已,当他们听说中医现在使用的理论早在两千多年前就已经建立,由此产生的惊讶之情是可想而知的。

2. 中医的自然生命观

早在两千多年的先秦时代,《黄帝内经》就提出了"天人相应"的自然观和自然疗法。《素问·宝命全形论篇第二十五》曰:"夫人生于地,悬命于天,天地合气,命之曰人。人能应四时者,天地为之父母;知万物者,谓之天子。"中医认为,人的生命起源于天地阴阳精气的有机结合,自然界的一切都是人生命的源泉,因此人能够随着四时生长收藏的规律而生活。同时,人生活在自然、社会环境中,与环境的关系不是静止的,而是一种动态的互动关系,即人的生命活动形式是"天人相应"。对于厌倦了过度工业化、多度医疗的西方人而言,中医回归自然、以人为本的健康和医疗理念更加符合他们的价值追求。

3. 中医注重情志因素对健康的影响,讲求身心和谐

从中医起源和发展的历史来看,它融合了道家、儒家、佛教等思想。比如中医里的打坐和印度传统冥想具有类似的心灵治疗的意义。中医的精神和身心康复法、气功、太极都比较容易被外国民众接受。

案例3

S:"遵循内心的呼唤!"

S是一位波兰留学生,已经在中国生活学习了12年,学习中医的时间长达8年,目前正在完成他的硕士毕业论文。他的留学生同学一提到S,就会用充满敬佩的口吻称他为"中国人"!这不仅因为S的中文流利,更重要的是他精通中国文化。S在中国留学期间,认识了现在的妻子,一位中国姑娘。我们之间的第一次访谈的开场就令我印象深刻。不同于其他年轻的留学生,37岁的S有着丰富的人生阅历,又在中国待了这么久,

已经非常习惯中国人的交流方式,所以访谈的气氛一开始就显得非常放松。

S按照约定的时间来到我的办公室,他先用中文和我简单讨论了他在做的硕士论文选题。然后我们用英语进行了生活话题的交流,我向他介绍了我正在做的研究的一些情况。当我问他希望用英语还是中文继续我们后面的谈话,他选择了英文。他说因为不知道我的英文水平如何,所以他先用英语和我交谈,确信我的英语水平完全可以达到自我表达和理解他表达的程度,他认为选用英语交流更方便他表达。这个细节让我对他特别关注,他不仅是一位有深度的学习者,而且是他很看重自己意思的是否精准传达和对方是否理解到位。

S:我在波兰时学的是生物学,我喜欢大自然和关于自然的一切……这是我本科和硕士选择学习生物学的唯一原因!因为喜欢,才想学,也能一直学下去。

生物学是现代医学的基础,生物学的科学理性思维与中医思维是大相径庭的。S是如何从生物学迈向中医学的呢?我脑子里闪过这个问题。也许"热爱自然"这一点。

S:我一直很喜欢思考一些"无用"的东西。比如为什么这些植物的花会在这个季节盛开?那些植物会是那样的形状?我一直在思考自然界的密语,可是我无法参透!(S的眼神投射到窗外,短暂的思考。)

有一次,在学校图书馆,我偶然翻到一本波兰语写的书,书中有一些关于古代中国阴阳(理论的内容)。我被深深地吸引……好像我对世界来源和自然界存在规律的思索找到一种不谋而合(的解释)……它(阴阳理论)能解释很多现象,比如男人与女人的差别……我只觉得豁然开朗!那一刻,我的内心受到了一种……嗯,像是召唤,到中国去!(声音激动)

2003年,我来到了西安交通大学,开始了在中国的学习生活……

借用S提出的"无用"这个词,正好解释通了他为何迷上中医的原因。中医学的理论本身就是"大象无形"。它从来不是一门"精密的、有确定性"的科学,但是它却能涵盖一切,把对身心与疾病的关系,人与自然的关系都融合进无形的"道"之间。这也是S在学习中医8年后得出的结论,正好是他最初为中医心动的原因。

2003年来到中国后,S先在西安交通大学学习了一年的中文课程。其间他非常痴迷于中国古代哲学,阅读了许多中国古籍。由于内心有着强烈的求知欲,他的中文水平突飞猛进。此时,S遇到了一位老师,推荐他学习中医,并且告诉他阴阳理论不仅仅是一种形而上的哲学,而且早在两千年前就是治病救人的医学。S的内心又一次"受到召唤",他报考了陕西中医学院(现为陕西中医药大学)的针灸专业读本科。四年后S来到浙江中医药大学继续研读硕士研究生。

案例4

L:"中医,很酷!"

L是一位获得中国政府奖学金到浙江中医药大学西医临床专业读本科的来自坦桑尼亚留学生,今年18岁。来报到后的第一周她就提出要换专业,改学中医。她多次坚决地到国际教育学院申请转专业。也许是被她坚持的决心打动,学院正在考虑批准她的申请。黝黑的皮肤、洁白的牙齿、明媚的笑容,这是我对L的第一印象。她不会说中文,但是英语表达非常流利。

研究者:你为什么对中医感兴趣,以前了解过中医吗?

L:其实我一点都不了解中医(笑)……但是我觉得中医很酷……真是太酷了!(笑)我一下子爱上它了!(笑)

L就像一个小女孩发现了自己喜爱的玩具一样,两眼闪烁兴奋的光芒。她一览无余的率真让我也融化在她的情绪里。

研究者:那你是怎么听说中医的?有什么特别的人或事情影响你对中医感兴趣了?

L:其实在来中国前,我在YouYube看到好莱坞明星采用中医疗法,

比如针灸、拔火罐……我就觉得超酷!(竖起大拇指)……之后我就被深深吸引了!(语气欢快)

18岁正是对外面的世界充满无限好奇的年龄,也容易受到体育明星或者影视明星的影响而对一样事物产生兴趣、向往和崇尚。信息时代,网络和社交媒体的力量把L这样一位非洲姑娘带入了中医的世界里。

L特别提到有一次目睹一位中医老师给患者搭脉。老师把手指轻轻地放在患者手腕上,一会儿就准确地说出患者的病情,这让她实在惊叹不已。

L:来到中国后,经常看到听到老师和同学谈论中医的神奇疗法,我太好奇了! 用几根手指(触摸)手腕的脉搏就能诊断病情……这不是神仙吗? 还有针灸,就那么几根针……医生动作好敏捷,不一会儿(患者)头上或肩上就插满(银针)……这简直太酷了!

L多次用"amazing""unbelievable""cool"来形容她对于中医的初始认知。所有一切在L的眼中都是时尚的,充满魅力的! 这也是她坚决要弃西从中的原动力。要知道,在非洲很多国家,西医的医疗体系尚且不齐全,L能够获得中国政府奖学金来华学习西医,这样的机遇对于她未来的职业道路是很难得的。甚至可以预见L学业有成回国后能够比较容易地从事西医的道路。相反,中医学不仅难学,而且回国就业之路也不明朗,这些正是L的老师们让她考虑清楚的原因所在。但是,爽朗的L还是坚持了自己内心的声音,坚决要求换专业改学中医。

S和L代表了年轻一代的西方人对包括中医在内的"异文化"的一种态度:新鲜、好奇、追求时尚! 东方文化元素对于外国人来说总是代表着一种神秘力量,因为神秘而变成向往和追崇。这种对美的需求本身就会表现为对符合个体美的标准的事物的偏爱与追求。30多岁的S最初和中医的结缘源于图书馆一本波兰文书写的介绍中医阴阳理论的书。20岁的L对于中医的认知仅仅是好莱坞时尚偶像的影响。我们对事物的认知和审美越来越依赖于媒体对世界的表现。由媒体塑造的认知推动了态度、价值和知识的全球化。2008年有一部美国迪斯尼动画片《功夫熊猫》全球公映后获得一致好评和轰动。在2010年我在瑞典留学时，在超市里就有人跟我说"Chinese Panda! Chinese Kongfu! Great!"。2015年当我在好莱坞星光大道漫步时，恰逢《功夫熊猫3》的全球首映宣传，引来外国老少围观欢呼。由此想到的不仅是美国大片对于世界文化的巨大号召力，另外一个思考便是：《功夫熊猫》耗时近10年拍摄成功的背后折射出的是西方人对于中华文化的兴趣和深刻理解，为何华人艺术家拍不出这样的佳作，也许"不识庐山真面目，只缘身在此山中"是一个重要原因。这也是为何西方人介绍中国文化、中医文化和技艺要比中国人更加有效。一个鲜明生动的例子就是2016年举世瞩目的里约奥运会，美国泳坛奇迹式人物，有"飞鱼"之称的菲尔普斯，引起中外社交媒体关注的不仅是金牌还有遍布他背上的紫色拔火罐的印子，引发了西方人对"拔火罐"这门东方技艺的好奇。接着，好莱坞明星拔火罐的照片也纷至沓来。对于喜欢猎奇的美国人而言，拔火罐留下的印子瞬间成为一种时尚。同时，加深了外国普通民众对中医的认知。名人效应加之社交媒体、网络传播的无形力量，中医也许不再是"酒香巷子深"的命运，越来越快走入西方人的日常生活里。

三、中医治疗的体验

中医注重患者自感、传统望闻问切的诊断方法和个性化治疗方式都是其临床上独具魅力的东西，也是它与西医学有显著差别的地方。西医注重微观和局部，依赖现代医学技术发展变得越来越精密化。从某种意义上讲，西医擅长"辨病论治"，医生的焦点是"治人生的病"。医生在诊治过程中享有绝对的权威，而患者对于病情的自感和对于治疗方式的自主权是非常有限的，因此患者在接受治疗中会感觉自己身体犹如一堆破碎的机器零件。与西医不同，传统中医重视整体观，中医认为人体就是一个有机整体，人的情志是影响疾病产生、发展、消退的重要因素。同时,中医肯定了人体具有强大的自我修复能力。因此,中医擅长"辨证施治",从"治生病的人"角度出发来进行个体化治疗。个体化治疗和注重医患沟通的诊治方法是中医的独特优势。有过中医治疗或养生保健体验的外国人,往往对中医师的诊治过程怀有情感上的好感与认同,"我觉得我的身体是我自己的,这是中医治疗不同于西医的最好的体会!"一位接受中医治疗的外国人曾经向我这样描述他看中医的体验。

案例5

M:"中医让我认识自己的身体!"

M是意大利籍的以色列人,学习针灸5年了,和妻子、儿女们一起生活在中国。在中国学习期间,他们的第三个孩子出生了,现在正好5岁,就读于中国的幼儿园。在这项研究期间,他们的第四个孩子也出生了。M的妻子在一所国际学校教英语,同时在浙江大学攻读教育学博士。M是在中国本土化比较完美的典范。他的家人都支持他学习中医,并且成为他的首批患者。在M家做客时,他的妻子感冒了,捧着满满一碗M自己给她开的中药,对我挤挤眼睛说:"这个是M让我喝的,好苦的,但是他说有效!"对于丈夫和中药的信任感由心而发。

M说他的中医故事,与他的性格有一些关系。青年时期的M是不走寻常路的,厌倦西方价值观,喜欢接触各种文化。回忆童年和少年时期在以色列生活的经历,他说自己身边经常会见到一些中国元素,比如气功、太极和中医。和很多外国人一样,M在西医为主流的环境里长大,生病了就去看西医,因此对各种西医诊治流程非常熟悉。但是他感到不舒服,甚至厌恶看病的过程,因为整个诊治过程,他感觉自己就像一个坏了的机器。

我感到自己就是一个破了的(东西),在接受检测,等待修理……整个就医的过程,医生除了让我去做各种检查,就是给我一堆检验数据……告诉我几个医学术语外,几乎没有更多的交流了……这让我非常的不舒服!(M皱眉叹息)

M告诉我，一次偶然的机会他找到了一家中医诊所。诊所的中医师是个中国人，用中医的方式检查他的舌苔、脉象，主动地询问他的病情和感受还有最近的生活起居。整个看病的过程让他获得全新的体验。

我觉得我正在和医生一起了解我的身体……他带领我仿佛进入一种境界(M停顿)……我们一起探访一个熟悉又陌生的老朋友——那就是我自己的身体……我第一次感到……嗯，那种感觉就像……我感到，原来我自己不是默默无声的，我全身的细胞如此灵敏！……那一刻我决定，我要认识自己的身体，我的身体是我的！

这次中医的诊治过程让M获得了全新的体验，而医生与他的互动让他很放松，继而对治疗的效果充满信任感。这次经历犹如照进他生活的一束光，激发了M有关中国文化的阅读兴趣，特别是关于阴阳与气的一些书籍。

M本身就是一个对新鲜事物充满好奇感的人，随着身体的恢复，他突然领悟到阴阳和气不是虚幻的哲学，是可以落地的医术和生活方式。移居意大利后，他开始学习中医，为了更深入系统地掌握中医的理论精髓，做一个未来可以行医的好中医师，M拖家带口来到中国留学。如今，M在中国学习生活了六年了，今年硕士毕业后打算继续读博。他对中医的认知也从最初的美好体验上升到更理性深层次的理解：

我从小生病就找西医，从没感受到身体是我的……冷冰冰的器械和检测数据，我就像一个没有思维和情感的故障机器……医生跟我交谈的也仅限于病情。对于病情的诊断，医生只会冷冰冰地用医学术语告诉我"你的生存期还有半年"。但是，中医师却会这样对我解释病情，"生病是因为人体内的平衡失调，只要维护好这种平衡，身体本身的自我修复能力就会让病情好起来！"……中医师也会询问我们近期的生活、饮食有没有变化，工作压力大不大……这会让我们(患者)了解自己身体，参与到健康管理中。

我很喜欢这种交流……人是大自然最精密的生物，这是作为人得到尊重的感受!

我也很高兴看到 M 一家人非常愉快地适应了在中国的生活。他有很多中国朋友,与导师及师门关系和谐。在春节期间,导师邀请他全家一起欢度新春。他的妻子考上了浙江大学博士研究生,两个小一点的孩子就读于杭州本地的中文幼儿园,从小就在中文教育的学习环境里长大。大女儿上小学二年级,在杭州本地的国际学校就读两年后,也转到杭州公办的小学读书了。M 认为:"中国会成为未来世界的 NO.1,我让孩子们学好中文,爱中国,爱中国的文化,做中国人的朋友!"。

案例6

Liu:"我喜欢与人(患者)打交道!"

初次见 Liu,第一感觉这是一位中国女孩吧!我曾经见过很多韩国人,无论是在国内还是国外,一般可以马上辨别出来的。虽然外国人会搞错亚洲人的脸,但是我对中国人、韩国人、日本人还是一眼可以辨别出来。Liu 一开口就是流利的中文,虽然带着一种"台湾腔",但是真的可以以假乱真被认成中国人了。

Liu 今年25岁,今年7月本科毕业(中医专业),下学期继续读针灸专业的硕士研究生。她在中国留学5年了。和其他留学生不同,Liu 高中时就来中国学习了,在杭州一个国际学校念书。我问她怎么会想到到中国留学,她的回答也代表了一群来自周边国家90后的留学生来华学习的动机。

研究者:为什么你会选择到中国留学,而且在高中时就过来了?

Liu:2008年前后,韩国掀起出国留学热,中国成为我很多同学的首选……我们的父母都认为中国正在强大,而且会越来越强大,他们都希望我们可以到中国学习……既能学到一门技能,又能掌握中文,一举两得,哈哈!

研究者:怎么不选择北京、上海这些大城市,而选择杭州?

Liu:在选择哪个城市方面,我的父母考虑得很细致。他们认为北京、上海等大城市,外国留学生最多,韩国人最多,那样我就会经常和韩国人在一起,这样和留在国内有什么差别呢？……要选在这些大城市周边,而且这个城市的文化氛围、现代化程度、教育资源都要好。几种条件考虑下来,我们全家一致选定杭州:因为杭州离上海不到1小时(车程),城市的感觉很好,有历史有文化,还有美丽的西湖……

Liu的父母对于女儿留学地选择上的考虑是典型的东亚国家父母在子女教育上的影响。在选择留学国、留学城市方面,与其说是Liu和家人一起做的决定,不如说其父母拥有决定权。但是,在Liu选择大学专业的问题上,她做出了一个完全自主的决定。

Liu在杭州读完高三,顺利考取了浙江大学哲学系。在大一的通识教育中,她选读了一门传统文化课程。有一天上课,老师提到了阴阳五行理论和中医理念。她第一次听到"天人相应"和"阴阳相生相克"理论,被深深地吸引,中医的自然生命观让她猛然发觉这是她内心渴望的医学。她果断地申请转学到浙江中医药大学就读中医学专业。

研究者:难道你没有考虑过浙江大学是所名校,文凭的含金量更高？

Liu:我根本不会考虑这些……我只知道这是我想学的东西,是我内心想要的!

研究者:转学之后,接触中医知识,你有没有过冲突感？

Liu:没有任何冲突感,一切就那么自然地发生了! 如愿转学到中医专业后,我没有选择英语授课班级,而是和中国学生一起在大班上课。一开始,我真的是不知所云啊,真是太难了! 老师也没有注意到我是个外国人,讲得很快。我听不懂、跟不上……只有课后把上课讲的再一个个地查阅字典来标注、理解、消化。(Liu语调轻松愉快)

研究者:有没有后悔过,或者想过放弃？

Liu:从来没有! 因为自己感兴趣嘛。我来学习中医,不会被语言这个困难吓跑的! 而且,要真正学好中医,就得学好中文呀! 这也是来中国留学的目的之一。(开心)

Liu 的学习信念和努力,使她的中文水平进步很快。熬过了第一年的学习,第二年就顺利多了。如今四年本科学习结束了,Liu 也顺利考上了中医专业研究生。回顾刚开始学习的那段困难岁月,她有了一种笑看风云的成就感:

我从未动摇过学好中医的决心,任何困难都不怕! 在这个过程中,中国老师和同学对我有很深的影响。记得当时有个学姐安慰我说,第一年没听懂的知识点,第二、第三年都会被反复讲起,不用担心。果然如她所说,在后来学习中医妇科、中医内科等专业课程时,第一年的中医基础理论知识被不断重复和深化,再加上我中文进步了,成绩也越来越好……

Liu 积极、乐观、开朗的性格让她顺利融入这里的生活,建立朋友圈,她一再提到她喜欢在中国生活。

Liu:我喜欢中国,我就是觉得自己属于这里的! 我有很多朋友,我非常开心。我特别喜欢和人打交道,在医院实习是最愉快的时光。看着老师与患者(互动),特别是老师会问患者最近心情好吗? 工作怎么样啊? 就像询问一位老朋友的近况一样:好亲切! 患者把老师当成家里人一样,有时还会带一些家乡的特产或者其他好吃的给我们。有时间的话,患者还会向老师讲起最近家里发生的事……这样的(互动)方式令我很陶醉! 神奇的是,老师在这些看似闲谈之间就掌握了患者的病情! ……我真的很想有一天我也能成为这样的医生!

Liu 很清楚她在中国拿到的中医专业文凭是不可能让她在韩国直接行医的。韩国承认中国的学历学位,但是她要从事医生的行业,必须重新再在韩国读医学专业,考取行医执照。关于回国后的职业发展,她说:"我并不着急想多年以后的事情,因为我学医就是为了自己的健康,家人的健康,朋友的健康。中医这么好,未来我一定要让更多的韩国人知道、享受到!"

Liu 说韩国人不懂中医,这一点令我有些吃惊。据我们所知,韩医与中医一脉相承。于是我问她一个问题，风靡一时的韩剧《大长今》描述韩国人也非常注重养生、药膳之类的，中医在韩国的认知度不高吗？Liu的回答也反映了韩国民众特别是接受西方文化和生活方式影响较深的年轻人对中医了解状况的现实："韩国人不像中国人那样了解养生知识，中国人几千年前长辈都会告诉晚辈要怎样生活，比如要根据季节变化起居，夏天晚睡早起，冬天早睡早起。韩国人喜欢喝冰水，中国人讲究喝温水。中医的这些养生之道是真正有益于人类健康的，这么好的东西，韩国人却不知道，太可惜了。我要让大家知道，这是我的责任！"

M和Liu的学医动机是直接指向中医学本身的独特性，揭示了中医独特治疗方式、健康养生理念是吸引西方人热衷传统医学的原因所在。M对于中医最初的兴趣和认知其实揭示了中医区别于西医的"医患关系"，即患者对于自己的身体拥有主动的控制权，患者在就医过程中的角色是拥有情感和思想的"人"。而Liu对中医感兴趣的地方恰恰就是中医良好和独特的"医患沟通"方式，即中医注重患者自感和情志对于病情的影响。可见，无论东方还是西方，不是所有的人都习惯流程式的治病过程，人类向往自然的生活方式和富有人情味的医患角色。中医对身体、对健康的认知方式和医疗保健的理念不是先进的现代医疗技术和方法可以替代或超越的。

四、科学探究的目的（学术目的）

出于科学研究的目的来学习中医学生的多数是西医的从业人员。早在20世纪70年代，当针灸治疗疼痛的消息一经美国《纽约时报》等各大媒体争相报道之后，来中国一探究竟的医学专家络绎不绝。新中国成立以后第一个应邀访华的美国医学代表团"四君子"团目睹了针刺麻醉手术，其中纽约西奈山医学院罗森医生在1971年11月1日的《纽约时报》上发表了一篇题为："曾我亲眼所见，针灸确实有效"（I have seen in the past and it works）的文章。再次引起美国人民对于针灸的关注和学习热情。之后,越来越多的各国医学专家慕名来中国访问研究学习中医,特别是针灸,出现了历史上从未有过的"针灸热"。对于针灸在西方社会产生的反响,《亚洲医学》杂志曾经这样评论:自抗生素发现以来,没有一种单一的疗法像针灸这样引发医学界的想象。针灸是中医学的一部分,与西医学几百年的历史相比,中医学的历史可以上溯几千年。

案例7

R:"我对中医的科学性将信将疑!"

R是一位65岁的加拿大医生,退休前是名西医内科医生,来中国学习中医一年,攻读中医博士学位。R很健谈,他说自己在学校期间有两位来自中国的同学,经常一起去唐人街玩。但是,对中医产生兴趣缘于一件偶然的事件。

R:1997年的圣诞节期间,我和太太到朋友家坐客,遇见朋友的一位中国客人,他是个中医。他对第一次见面的我的太太说,你有肾结石。这让所有人都非常吃惊,也感到不可思议,虽然我太太偶尔有肚子疼,但是没有经过仪器检查,这个中国人就判断我太太有肾结石,简直不可思议!当时我们是不相信的……走之前这位中医再次提醒我太太去医院看一下。过了几天,我太太恰好到医院去,想到这位朋友的建议,也是似信非信地顺便做了一个检查,检验报告出来,让她目瞪口呆,天哪!的确有肾结石!这让我对中医产生了浓厚的研究兴趣。你知道,我自己是一个西医医生,我一向对替代医学是不怎么相信的,因为总是觉得那缺乏科学证明。而现在,我相信了!

这件事对R产生了一些影响,动摇了过去对中医全盘否定的态度,让他产生了科研探究的兴趣。退休后,他想到了与中医的这次缘分。于是,R在You Tube上观看了一些中医的课程视频,让他产生了来中国学习中医的想法。在选择学校的过程中,他经过了一番考虑。"你知道,北京有最好的学校,但是北京太大,我自己生活的地方就是一个小城镇,所以我仍然希望在一个风景优美的小城市学习生活,最后选择了杭州!"

像R这样抱着科学探究之心来学习中医的西医医生不在少数。特别是中美建交时尼克松随行医官的那次事件推动的"西方针灸热"之后,一批又一批的西方人士来中国学习研究针灸。最有名的就是美国四位西医专业组成的"四君子"团来华学针灸。如今,越来越多的西医从业人员和专家们认同了中医的疗效,认为中医作为一种替代医学是"有效的医学"。但是,对于中医的科学性问题,不少西方人一直怀着批判甚至否定的态度。这其实并没有走出对于用西医解释中医的思维定式。R认为自己是一个有着科研精神和包容心的医生,愿意以客观的眼光来看待中医的疗效,尝试着去发现中医理论和医疗实践中值得西医采纳吸收的东西,而他周围很多的西医同事,根本连研究的耐心都没有,直接否定中医,认为中医是落后的、没有科学性的医学。但是,在对中医的科学性认识上,R也和他的西医同事们一样,对中医持着批判、否定的固执态度,至少目前为止他认为自己仍然不会用中医治病,虽然他理解了中医的一些理念,但是他不会接受和应用缺乏科学证据的东西。R没有选择针灸是因为他认为针灸已经越来越被西方人所接受,他选择了目前争议较多的中药学来进行研究。R说:"到目前为止,我仍然不确信中药的科学性,但是我想中药应该会对人体产生较少的副作用,因为它是一种自然疗法。"R的科研探索精神让他的学习中医之路从一开始就充满了自我挑战。

五、现实功效(职业规划)

比较美国中医与西医在教育、行医资格获取、管理规范方面的要求不难发现,相对于西医严格的西医资格考试制度(USLME)以及比较成熟的行医管理体系,目前中医针灸师的考试和执照管理都是不够严格和规范化、专业化的。美国目前有近百所的中医院校,规模小、临床实习条件相对有限,且多以成人教育为主。目前有44个州设立了针灸法,大多数州规定申请针灸行医执照者在美国高教部认可的针灸或中医学校学习针灸的相关课程由1700到4000学时不等,以及拥有950小时的临床实习经验,并通过全美针灸资格考试(NCCAOM)就可获得行医资格。相比于西医的入学要求,中医相对入学"门槛低"。这就给一些怀有从医梦想但隐条件受限不能进入西医院校学习的美国人提供了一条"曲线救国"的路。

案例8

X:"我想做一名医生!"

美国学生X从小有一个当医生的梦想,但是在美国考取医学院需要支付比较高昂的学费,并且获得医学学位非常困难,因此他想到"曲线救国",选择学习中医。X已经在美国当地的一所规模较大的中医药大学接受了两年中医针灸学教育,他非常认真地跟我谈及了他的医生梦想以及后来学习中医的感受。

X:学习中医是我非常正确的决定!一开始我只是想以这样的方式间接地成为一名医生。你知道,在美国学(西)医需要很多条件,但是我逐渐被中医这个充满智慧的世界所吸引。越学越入迷,越学越无法自拔(笑起来)……我深深地感到中医的魅力!这些都促使我想要到针灸的发源地来继续深造。在美国,我所受的专业技能训练是有限的。美国的教学非常注重理论和经典,这些帮助我更多地理解中医文化和哲学。但是,美国的学校缺乏适当的临床训练基地,学校虽有诊所,但是规模太小,能提供给我们临床实践和研究的机会太少了!我想在中国看中医的人一定很多,中国有大的中医学校和附属医院,这会让我有更多的机会进行临床学习,能够跟着临床经验更加丰富的老师们学习、提高我的临床水平,这些是我到中国来继续学习针灸的原因。

X同时也指出,中医目前在美国越来越受到年轻人的喜欢,特别是在华人居住比较密集的加利福尼亚州,针灸、拔罐、中草药都很流行。在美国东北部的大城市，中医疗法也日益受到中产阶级的欢迎。在好莱坞明星中，有很多中医粉丝。中医作为成熟的替代疗法，日益受到美国民众和主流医学的关注。X感到自己的医生梦想离自己越来越近了。

案例9

B和F:"中医很有市场！"

B和F是来自泰国的留学生。B很腼腆，英语和中文都没有F好。F在泰国学过四年的泰医（本科），目前在中国读中医学的硕士研究生。B和F是朋友关系，F先来中国留学，然后推荐B也来华学习中医。

F:我学习中医的理由很简单，因为在泰国有很多人相信中医，相信自然疗法。在我本科毕业时，父母建议我到中国学习中医，一方面是为了回国后更好地职业发展，另一方面则是中国日益强大，父母希望我在年轻的时候多学习中文，多了解中国。

B:高中毕业了，我不知道应该学什么，而我的父母希望我到中国留学，F推荐我学习中医。一开始我也不了解中医是什么，但是我想中医在泰国很有市场。所以，我就来了！

B和F的经历与韩国学生Liu的经历很相似。作为90后一代的家长，同属亚洲文化圈，他们都认为中国是未来引领亚洲的主力军，希望创造机会让孩子到中国留学，学习一门技能并掌握中文。这三个家庭有共同的特点:家庭属于中产阶层，父母对于孩子的教育非常关注并愿意投入，对于子女未来的职业发展有着较长远的规划。

由于同属相近的文化圈，B和F在接受中医的理论与文化上可能容易一些。F认为泰医和中医在对自然疗法的认同上是一致的，但是泰医也有自己的体系，与中医是不同的。比如中医的阴阳理论，她也是到中国学习后第一次接触到，中医对她来说既神秘又陌生，但却充满了智慧。

B的中文基础不好，英语表达也很勉强，在访谈和问卷中都要用泰语询问F，几次回答之后，F对他比较严厉地说:"你是国际生，要好好提高英语和中文了！"对于自己要来中国学什么，为什么要学，显然F有更加明确而清晰的规划。

X、B和F的医生梦都是以职业规划为基础的。他们生活或工作的地方,中医药的普及度相对比较高,X生活在华人密集的加利福尼亚州,中医药铺、诊所和中医院校都比较完善。中医的合法地位也得到承认。因此,相比西医院校入学门槛高、学费贵、培养周期长等困难,他选择蒸蒸日上并且越来越受到中产以上阶层青睐的替代医学疗法作为成就自己从医梦想的跳板,也是一个比较明智的选择。而B、F的家庭及周围的朋友对中医药认同度很高,而且家族成员中本身就有从事传统医学工作的。他们的家庭看好中医药在泰国目前和未来的市场前景,为子女做好了职业规划。

六、人生理想

被称为"医家之宗"的中医传统经典之著的《黄帝内经》指出学医的目的是利济群生,这是圣人所为。《素问·刺法论篇第七十二》借岐伯之口赞誉了黄帝"圣念慈悲、欲济群生"的学医动机。自古以来,成为人间大医是医者所求之道,也是医者的人生价值和目标。在中医学对外传播的悠长历史里,不乏落后文化向先进文化主动积极学习的例子,如古代高丽、日本等邻国都在中华文明繁盛时期大批大量地来华学习。就在现代高等国际教育飞速发展的时期,向先进的发达国家学习一直是推动人才流动的主流方向。医学间的国际交流和人才流动也是这样的趋势。中医在西方的主流医学界的地位还不十分高,但是不能就此说明哪一种更先进,更符合一个国家或地区对健康卫生保健的需求。在来华学习中医的人群中,我就听到了这样一个微弱但坚定的新声音!

案例10

D:"我要让我的同胞健康长寿!"

D是一位30岁的刚果留学生。D的故事是令人印象深刻的。第一次见面,他穿着相当正式,干净的白色衬衫,黑色西服,很有礼貌地握手问好。他和我约好9点钟留学生公寓大厅碰头,提早2分钟他从外面进来,手上拿着一本厚厚的笔记本。后来才知道,他以为我会问一些专业问题,一早去学校花园复习学习笔记去了,这份真诚和认真的态度令我很感动。

D告诉我原来在刚果时,他学的是公共卫生管理(public health)。中医在他生活的城市还没有。他一直有一个愿望,想要自己国家的人们可以像中国人一样长寿。他想帮助自己的同胞,帮助自己周围的人养成良好的卫生习惯、健康的生活方式,以免受疾病的折磨。这也是他父亲从小灌输给他的思想。他告诉我他的哥哥和姐姐都在国外留学,一个在英国,一个在澳洲。我不知道他的家庭背景如何,但是至少他的家庭提供给了子女良好的教育环境,而且从小塑造他们的社会责任感。

D告诉我为何选择中医而非西医理由是,在刚果看西医太贵,西药也很贵,一般民众负担不起。但中医不同,中医可用于日常保健,而且中药也不像西药那么昂贵。最主要的原因是中医学的养生方法可以比较容易地让平常百姓掌握。D才刚刚学习中医一年,他用"治未病"这个中文词汇来概括中医为何吸引他学习的原因。因为目前他认为中医是可以帮助他实现"帮助周围人甚至我的国家"这个人生理想的有效途径。

研究者:如果你学好中医(针灸)回到刚果,会不会是属于中医第一人,作为开拓者,可能会赚不少钱吧?

D:(停顿了一下)我没有想过这个问题。但是,如您说的,我可能会是第一个中医师,也许会因此获得很大的经济收益,但是一定也有挑战。更重要的是,我认为如果我因此赚很多钱,我就能更好地帮助别人(I want to use money to help my people!)

D很好学,他告诉我除了吃饭睡觉之外,大部分时间他都泡在图书馆里。马上进行毕业论文开题了,他希望请我可以参谋一下选择什么主题。他的真诚和好学令人感到一种正能量,D的中医之梦是一种人生理想,带着振兴国家的社会抱负。这位带着厚厚的读书笔记来和我见面的非洲学生给我留下深刻的印象。

美国著名的心理学家,人本主义心理学创始人之一马斯洛(Abraham H.Maslow)对于学习与教学的看法,是人本主义学习动机理论的典型代表。他所提出的需要层次理论尽管并非主要用于解释学习动机,但其中蕴含着有关学习动机的理论观点。马斯洛认为人的最高需求是"自我实现",或许用它解释D的学医动机是很恰当的。在D的国家,还没有中医诊所,甚至连完整的西医医疗体系都还没有。作为公共卫生专业毕业的本科生,在父亲的建议下来中国自费学习中医,不是为了成为本国的中医第一人,更不是为了经济利益。而是看到学好中医可以让他更好地帮助自己的同胞,因为D的同胞目前平均寿命只有50岁。看到了中医适合日常保健且成本低点的,D决心学成回国后要推广中医"治未病"的理念,让更多的同胞掌握一定的养生知识和保健技能。驱使D来华学习中医的强烈动机出自这样一种自我实现的需求。

第二节 影响学习动机变化的跨文化因素

我从美国访学回来后,继续访问了这些老朋友,想看看他们半年多来学习生活发生了什么改变。发现改变大致有三类:①想继续深造,比如Liu考上了中医学硕士研究生,M即将完成硕士学位论文,打算攻读博士学位;②挣扎纠结几欲放弃,比如R,仍然对中医怀有抱怨和批判;③学以致用,比如I在澳洲一家诊所找到工作,F参加本国内一个志愿医疗队获得价值感。他们的学医动力有的增强了,有的消减了。为什么会发生变化?研究者试图发现并解释影响他们学习动机发生变化的一些跨文化因素。

一、"融入团队"型学习动机比"工具主义"型学习动机更持久

加拿大心理学家加德纳(Gardner)和兰波特(Lambert)把学习者在跨

文化语言学习环境中的学习动机区分为"融入团队"(integrative)和"工具主义"(instrumental)两种,认为持有前一种学习动机的学习者对第二语言和文化抱有好感,比较愿意接受或完全采纳第二文化的生活方式,而后者学习动机的持有者通常是出于某种实用的目的学习第二语言和文化,比如攻读学位和谋求职业等。研究表明,"融入团队"学习动机比"工具主义"学习动机更持久,更能激发、推动学习者更好地学习。这个理论或许可以解释像 M 和 Liu 这样比较成功的学习者为何会有更持久、更坚定的学习动力,而像 R 这样的学习者会在中西医的差异中不可自拔,不得其法。

M 和 Liu 身上都有两个重要的共性特点:一是真正喜欢中医;二是积极融入班级、校园和社会生活。一堂中国传统文化课让 Liu "冲动"地从浙江大学的哲学专业主动转学到浙江中医药大学学习中医,这是中医文化对她的原始吸引力。从一个字听不懂却选择与中国学生一起上大课,到极其流利地用中文书写说话,她用了短短两年时间。如今四年本科学习结束时,她已经完全把自己变成了"中国人",从语言到生活习惯甚至举止神态,连她自己都说:"没有人怀疑我不是一个中国人!"见面后得知 Liu 考上了浙江中医药大学中医学硕士研究生,而且师从自己喜欢的导师,也是她在本科毕业实习时临床指导过她的带教老师。明明知道自己在中国所获的中医学学位在韩国得不到承认,还继续选择读硕士学位,并且打算读完博士学位,这种学习的动力与未来职业和谋生没有太大的关系。她喜欢和认同中医并且坚信:"中国有这么好的医学,韩国人却不知道,我要让我的家人、朋友、同胞们都知道中医的了不起,都从中受益!"

美国学者斯叙曼(Schuman)在加德纳和兰波特的理论基础上曾提出过"文化移入"(acculturation theory),指出当人们在学习第二语言和第二文化时,会产生比较强烈的文化归属心理矛盾,如果学习者可以排除或放弃原有文化归属,接受第二文化的生活方式和价值观,学习效果就会好。而那些出于工具理性主义动机、以实用为目的,固守本民族文化的学习者学习效果就差多了。这个理论也许可以解释为何 R 在一年的学习生活中多次想放弃学习,回到加拿大。他是抱着怀疑的态度学习中医,目的是一探究竟中医是不是科学,为何中医如此不科学却可以治病的秘密是什么? 从内心情感到理性的思维,他始终没有摆脱科学主义至上的西医思维模式,对于中文不愿意花时间和精力去学,对于中国学生的社团也不愿意多去参与,甚至是留学生圈子里的活动也不参加,唯一的中国"朋友"就是和他每周打球的球友,交流内容也只是运动健身。他十分固执地恪守自己的文化传统,保持自己的生活习惯,甚至还有意识地抵制中国文化对自己的影响。他还喜欢和自己的中国导师在博士论文开题答辩会上激烈地辩论,这也许是一种西式的学术态度,但是也可以体会出当他向我描述这件事情的时候,仍然带着一种文化的优越感。从心理上他只有归属于原文化,不愿意认同中国文化、中医文化,导致他也没有认真地学习中文,对于中医的学习也有了放弃的念头。

二、融入社会生活程度越高学习动机越强烈

教育心理学认为,学习动机受到社会文化的影响,这种观点强调参与社会实践与动机的正向关系。在参与社会文化生活过程中,个体是否被所属团队接受,是否获得团队成员身份的自我认识可以激发学习者更加努力学习的动力。

中国高校对于留学生的管理模式往往是把他们划定在外国人居住的区域,这样与当地人接触的机会就很少。这种生活距离使得留学生作为少数文化成员与主流文化之间产生了文化分离,表现为日常生活交往中喜欢与相似文化背景的群体走在一起。

研究者随机对浙江中医药大学 56 名留学生做了一次有关适应并融入当地、社区生活评价的问卷调查。结果如表 4-1 所示。

表4-1　留学生对融入当地(社区)生活状况的评价

代码	内容	很不满意	不满意	一般	满意	很满意
1	与当地人沟通	6(11%)	12(22%)	9(17%)	15(28%)	10(19%)
2	交中国朋友情况	5(9%)	13(24%)	4(7%)	4(7%)	4(7%)
3	理解当地的价值体系	15(28%)	12(22%)	15(28%)	5(9%)	4(7%)
4	理解中国式玩笑	3(6%)	8(15%)	9(17%)	14(26%)	18(33%)
5	被当地人理解	12(22%)	14(26%)	11(20%)	13(24%)	2(4%)
6	解决吃穿住用行等问题	15(28%)	16(30%)	14(26%)	4(7%)	2(4%)
7	卫生保健	16(30%)	17(31%)	12(22%)	4(7%)	1(2%)
8	用中文日常人际交往	5(10%)	5(10%)	31(62%)	5(10%)	4(8%)
9	拜访老师、同学、朋友	10(20%)	8(16%)	23(46%)	7(14%)	1(2%)
10	参与社区活动	15(30%)	12(24%)	14(28%)	4(8%)	1(2%)
11	参加中国传统节日庆典	10(20%)	10(20%)	20(40%)	8(16%)	2(4%)
12	使用中国社交工具	3(6%)	3(6%)	5(10%)	5(10%)	34(68%)

　　在调查中发现,留学生来华学习除了希望学业有成外,对希望"与中国人(当地人)交朋友""融入中国社会生活"的期望值是非常高的。他们希望通过与中国人交朋友,能够更快更好地学习汉语,深入体验和了解中国文化、传统习俗。但是,实际上留学生与中国学生以及当地居民的接触和交往是非常有限的。有留学生也指出,中国人是热情好客的,对外国人很友好。也有留学生谈到中国人不像外国人,不认识的见面都会友好地打招呼"hello","have a good day",那是因为中国人比较害羞,但是相处时间长了,中国人很"nice(友好)",会把你当家人,讲义气。但是也有留学生指出,他所接触到的"友谊"都是很"fake(假的)",中国人很现实甚至势利,他们接近你有着直接的目的,比如为了练习英语,甚至为了让你帮他们拍一个广告,为了说明自己很牛,在朋友圈炫耀自己认识很多外国人。

　　留学生通过与当地居民不同程度的接触所产生的"中国人"印象其实也反映了中国人的人际交往特点。如同陈向明指出的中国人的人际交往具有乡村特色,有人情味和亲缘性。中国人交朋友会讲求"投缘",

如果发现对方与自己"志趣相投",就会一见如故,把他当做自己人。一旦熟识之后,就会把对方划入自己的生活圈,期待进入彼此的圈子,像家人或亲人一样对待。这种中国式的人际交往特点让留学生们感到"中国人是最客气的",有一种宾至如归的感受,感到融入中国社会的浓浓的人情味。这也是他们喜欢中国的一个主要原因。这种关系也会反映到中医医师与患者的互动中,在医院见习和实习过程中,韩国学生Liu和意大利学生M都描述了自己对中国医患关系的深切感受,看到一些患者把老中医当做家里人,医生在询问病情中也会问起患者家里的情况,最近的生活工作压力等等,就像朋友间的嘘寒问暖,而在这个过程中完成医患的沟通和病情的把握。他们还表示对中国医生"下乡""义诊"这样的公益活动感到很有人情味,而且在中国学生的活动中经常看到他们到学校周围的社区进行周末为社区居民特别老人进行服务,比如量血压、按摩等活动,参与了几次后,居民大妈亲切的笑容让Liu感觉到好像见到自己的奶奶一样,让她很有幸福感。而M搬入小区后,邻居偶然得知他是一位学中医的洋学生,有时过来让他搭个脉,扎几针,大家从新奇到信任,最后成为好邻居、好朋友,主动帮助M辅导孩子中文功课、接送孩子上下学,M感到被尊重、被接纳、被需要。

值得指出的是,中医学的很多知识、理论和实践技能最早源于田间生活劳作的经验,因此其理论的发展与生活经验有着密切关系,特别是中医养生学就是融合在老百姓的日常生活中的。而中医学独特的思维方式也是需要在日常生活的点滴体验中得以感悟、领会和升华。如果可以多一些与当地社区的互动,中国人的生活方式都会在方方面面影响留学生形成中医学思维方式,让他们以越来越开放的心态理解中西医思维方式差异,学会分辨哪一种方式更让自己舒服,哪一种方式更适合自己。

M就是一个成功的例子。他和家人租住在校外的一个中国人居住的小区。他让孩子们上中文学校,参加各种小区活动,自己则每周两次到西湖边向一位师父学习太极。语言上的交流简单并不妨碍中国师父对他的喜爱之情。太极老师与学校里的老师不同，教给M一些武学之道和老百姓平常生活中的养生之道，比如茶道。M慢慢吸收当地生活习惯，学会做中国菜、喝中国茶、过中国节，完全开启中国人的生活模式。他还懂得中国人的"人情往来"，在收到我的小礼物之后，提出下次请我吃饭。越来越好的生活状态让原本打算完成硕士学位就回国的M决定继续研读博士，还鼓励妻子报考了浙江大学教育学博士，让读国际学校的大女儿转入公办小学学习。M全家还接受了当地一家电视台的访问，录制了一期意大利人在中国的电视节目。

与M外向开朗的性格不同，S是另一个成功的例子。他与自己的"道友"一起静坐、练习气功、分享心得，这些都是他口中的"修炼"。S对于茶道有一定的研究，喜欢喝绿茶，特别是西湖龙井。S阅读广泛，特别钟爱中国古籍，却不局限于医学典籍，涉猎广泛。对于中国的历史和文化，他懂得比一般中国人多而且深入。无怪乎大家称呼他为"中国人"，而显然他对这个称呼没有半点推却，觉得自己的确已经是一个深度中国化了的外国人。

三、学校文化影响留学生对大学教育环境的认同度

学校生活是留学生求学生活中接触时间最长、影响面最广和最深的部分。学校文化中显性的部分比如课程，隐性文化比如一草一木、各种活动仪式包括开学典礼、学校的开放性程度、师生关系等等方面都在传达着校园文化的影响力。学生对于学校的态度主要反馈在对学校及其各种活动的感觉，比如喜欢、满意、欣赏等方面。

研究者随机对浙江中医药大学56名留学生做了一次有关大学教育环境和校园文化评价的问卷调查和随机访谈，了解他们对专业课程设置、课程内容、师资、学生活动、学术交流等方面的看法（见表4-2）。

表4-2　留学生对大学教育环境和学校文化的满意度调查结果

代码	内容	很不满意	不满意	一般	满意	很满意
1	专业课程设置	2(4%)	1(2%)	20(38%)	19(36%)	6(11%)
2	专业课程内容	2(4%)	4(8%)	20(38%)	18(34%)	6(11%)
3	师资水平	3(6%)	8(15%)	18(34%)	19(36%)	4(8%)
4	学术水平与环境	1(2%)	4(8%)	20(38%)	20(38%)	6(11%)
5	临床实践机会	10(19%)	15(28%)	15(28%)	8(15%)	2(4%)
6	中医文化价值的传播	2(4%)	1(2%)	16(30%)	13(25%)	9(17%)
7	中医典籍的讲授与传承	4(8%)	5(9%)	13(25%)	17(32%)	2(4%)
8	图书馆、大学网站等设施	7(13%)	7(13%)	13(25%)	12(23%)	11(21%)
9	国际学术交流水平	1(2%)	9(17%)	21(40%)	15(28%)	2(4%)
10	获得奖学金机会	2(4%)	9(17%)	10(19%)	17(32%)	12(23%)
11	大学规章制度	21(39%)	10(19%)	9(17%)	10(19%)	3(6%)
12	中国式教学方法和学习方法	6(11%)	22(41%)	14(26%)	7(13%)	3(6%)
13	师生关系	17(31%)	17(31%)	12(22%)	3(6%)	3(6%)
14	学业压力	9(17%)	16(30%)	17(31%)	10(19%)	0
15	参与学生活动、社团活动	17(3%)	11(22%)	12(24%)	5(10%)	2(4%)
16	参加中国文化课程与活动	14(28%)	15(30%)	7(14%)	4(8%)	6(12%)
17	参加学校学术沙龙	27(54%)	11(22%)	5(10%)	1(2%)	0
18	参与老师的科研项目	30(60%)	10(20%)	4(8%)	3(6%)	0

　　调查结果显示,整体而言,留学生对学校的教育环境和学校文化的满意度一般。对专业设置、课程内容、师资水平、学术环境与能力、中医文化价值方面还是比较满意的。但是在以下几个方面的不满意比较明显:大学规章制度、中国式教学方式和学习方式、师生关系、参与学校学术沙龙、参与老师的科研项目。在随后的随机访谈中,研究者问询了为何不满意的原因,主要归咎于三点:①规章制度和中国式教学的特点就是过紧,手段单一;②师生关系疏远,导师的科研活动一般都让中国学生参与了;③学术沙龙等校内文化活动通知不到,很多通知都是中文书写,没有短信或者通过校园留学生常用的平台发布。

访谈中,一些留学生特别是新生反映,在入校前他们对校园文化的期望较高,希望积极参与到学校各种社团活动。然而,中国大学的组织结构比较严密,中国学生都有自己固定的班级、同学、教室、宿舍。学校活动多数都是由学校统一组织安排活动。中国校园的学生活动总体比较单调,一般都是学术讲座为主。活动形式与内容并没有考虑到他们的实际需求,比如希望与中国学生互动,可以有更多的文化社团,可以有更多的机会走出校园,深入到社会、大自然了解中国的风土人情和中医药文化,比如郊游、采药、参观百年老店、探访民间中医。这种不满意的原因还来自于对比,在欧美国家,每个学生都是以独立的个体存在,他们从小就习惯于自己选择和决定做什么和怎么做,对同学(classmates)这个概念的认知与中国学生有着较大差异的。这种差异反映了中国学生的群体本位倾向和欧美留学生的个体本位倾向在校园活动、社交活动中的体现。

四、同辈群体文化对个体的保护和促进发展功能

作为学生的非正式群体,同辈群体往往具有相同的心理需要、明显的感情色彩、灵敏的信息传递渠道及其自然形成的权威人物。同辈群体对其成员具有"保护功能"和"发展功能"。这种保护功能首先体现在营造一种平等互助的社会环境。而发展功能表现为促进学习个体社会能力的发展,比如同辈群体的鼓励促进个体自我表达和展现自我能力的发展,提高其沟通、合作与竞争的能力。这些能力对于初来乍到,"谨小慎微"地在中国大学校园里适应的留学生而言,是他们生存下去的基本能力,之后推动他们获得学业发展的支持。因此,同辈群体的文化影响着留学生跨文化交际能力的发展。归属与爱的需要是指被接纳、爱护、关注、鼓励和支持等需要。其表现为一个人要求与其他人建立感情联系,如交朋友,追求爱,渴望参加一个团体并在其中获得一定位置等就是归属和爱的需要。

Liu 对此有深切的体会。她一直对于大一课上发生的一件事记忆深刻。Liu 长得和中国女孩差不多，所以老师也没察觉有个外国学生在班上。有一次，她和中国学生一起上《中医基础理论课》，老师讲课讲得快她听不懂，但是她坐在教室里没有感觉自己是特别的一位。可是，在讲课中间，老师随性讲了一句笑话，班上中国学生都哄堂大笑，只有她一个人莫名其妙，不知道为何好笑。这时她感到自己就是一个"老外"，是有别于团队的异类。这个瞬间的感受激发了她要学好中文的强烈愿望。这件偶然事件给她的心理带来了一个小小的打击，但最终没有让她放弃努力，相反更加激发了她要学好中文的决心，付出更大努力加快融入集体的步伐。Liu 不愿意做中国文化、中医文化、同辈群体文化的"局外人"，从选择转学转专业到和中国学生一起上中文授课的专业课，都体现了她要融入中医文化和中国生活方式的积极态度。Liu 开朗的性格也让她获得了老师、同学的帮助和友谊。在她为听不明白课上内容而焦急的时候，她的同学鼓励她："你有哪些不明白的，我慢慢讲解给你听。"有同学帮她记笔记，有高年级的学姐安慰她说："这些东西现在没有完全理解不要紧，二年级三年级讲其他分科时还会反复讲到，慢慢琢磨领会就行。"这些来自同辈群体的关心和爱护让她逐渐摆脱"局外人"的身份，融入校园生活，拥有了自己的好朋友，从而更加激发学习的动机。在其他留学生身上，像 Liu 一样拥有强烈的学好中文，为了更快更好地学到中医精髓的学习动力并不多见。可见，不同的学习动机带来的学习效果也是不同的。

五、师门文化产生"外人""内人"的距离

对于留学生研究生而言，与他生活关系比较亲密的团队还有一个，那就是师门。与西方文化不同，中国社会的差序格局决定了师门中长幼有别。外国学生初入师门会对这种差序格局不适应感。对于讲求学术平等交流的西方师生文化而言，中国的师生关系就会显得过分讲求"师

道尊严",显得刻板拘谨。有一些留学生会觉得受到同门和导师的冷落，不能像中国学生一样参与导师的科研项目，也不能理解中国导师与学生之间"亦师亦友"的关系。

M无疑是处理师门关系非常成功的典型。M的妻子是一位教育学博士，在言语中多次真心表露对丈夫导师的尊敬和感激之情，甚至用"他的导师对他就像一位父亲"来形容这种"师徒关系"。M今年42岁，导师55岁，竟让他们产生父子亲情的感受，在外国学生与导师之间是不多见的。这种关系也折射在同门之间的感情上：M没有一次落下师门里传统节日的庆典，甚至在第4个孩子百日时，也像中国家庭一样，摆了一桌百日宴。这种如同家人的师生情、同门情不断加深着M的归属感，坚定着他留在中国学习生活的决心。

相比而言，R显然对这一种中国文化有一种漠然的感觉。在师门里，R年龄最大，他已经62岁，比导师还要年长一些。但是，由于刚入师门，他只能排在最小的"师弟"位置，虽然他的师兄姐们都非常尊重他这个老人家，但是，他始终无法和他们融入，觉得自己就是一个外人。不过，与年轻的不能融入师门关系的其他留学生相比，R倒也没觉得这一点很重要，没有对他的学习热情产生太大影响。对那些内向年轻的留学生而言，这种被隔在师门团体外的"外人"感受会让他们觉得很焦虑，甚至认为自己是被导师抛弃的学生。当然，这其中也有一个特别的原因导致留学生产生这种感觉，因为他们发现中国学生可以为导师做实验、做课题，他们留学生，所以会遭到导师"嫌弃"。

纵观《黄帝内经》时代至后世漫长的中国传统医学教育，家传师承一直是医学人才培养的主要模式。中国导师和学生的关系通常被形容为师徒或师门关系，这样的称呼体现了传统师承教育的特色。对于中医人来说，可以说有悠久的渊源，师带徒模式一直是中医教育的传统模式，即使在现代教育体制下，学校教育和师承教育结合也是目前比较受推崇的创新形式。早在古代，中医选择教育对象还要讲究"非其人勿传，非其人勿教"的原则。受"非其人勿教"的择徒标准影响,学医者往往要经过严格的选拔程序才能拜入师门。教学组织形式一般都是个别化教学,教学方法上以老师讲授理论知识和临床带教为主,学生有很长的时间跟着老师侍诊以积累临床经验。这种人才培养模式的特点在于培养周期长、规模小,但是师生关系密切、学生临床实践机会多。因为师生关系亲近,几乎朝夕相处,老师对于每个学生的学习特点和性格特征了如指掌,便能按其特长培养。这种"各得其人、任之其能"的教学方法符合现代教育个性化教学理念。

案例 11

传统中医的师承文化里有一个独特的拜师仪式。穿着中式唐装或者汉服的导师坐在椅子上,弟子们也穿着古代服饰向师父三鞠躬:一鞠躬,行奉茶礼,奉茶是意喻饮水思源代代传;二鞠躬,行谢师礼,奉六礼礼盒,这六礼包括肉干、香芹、莲心、红枣、桂圆、红豆,意喻弟子感念恩师,愿得到老师的谆谆教诲,不负师恩,日有所成;三鞠躬,行传承礼,呈拜师帖。接着,弟子要跪接老师的回礼,老师回赠的是竹筷和古籍《黄帝内经》,以此勉励弟子有君子般的节气,如虚竹般谦虚,望徒弟日后认真学习古书典籍,掌握中医经典文化。

中国学生或者来自港澳台的学生会有幸参加这个仪式。这个仪式不仅加深师生纽带,也象征着医业的传承。对于这个入门仪式,M 一直很向往,但是没有在选择导师时了解到这个仪式。在 2016 年 12 月 29 日,他对导师提出了这样一个请求,希望在师门见证下,重新行一下拜师礼,尽管这次拜师意味着出师,他甚至用不太地道的中文对导师说:"一日为师,终身为父。"当晚,M 身着唐装,向导师行使拜师礼,他感到非常的骄傲和自豪。

六、小 结

与一些留学生跨文化适应研究提到或担忧的情况:大多数来华留学生只是抱着学习语言、了解文化、增强跨文化适应能力的态度来中国体验和锻炼,或者由于认为中国的学位门槛低比较容易拿文凭等诸如此类的学习动机不同,本研究调查结果反映了,选择来华学习中医的留学生普遍具有明确的学习目的和较强的成就动机。中医文化的吸引、学术研究的目的、职业发展规划、中医医术的认同,这些都是支持学习者克服语言障碍、思维方式的冲突、生活方式的差异,花费几年的时间深入学习中医的强大动力。相反,文凭对于他们的吸引力并不那么大。本研究也发现,相比于欧美、非洲的留学生,亚洲国家的留学生,尤其韩国学生,在进行留学地和专业选择中,受他人主要是父母、亲友的影响比较大。如L的父母经过周密、细致、实地调研后最终选择杭州作为女儿的留学城市,因为杭州兼具国际大都市的发展特征又具有悠久的历史文化积淀。B来学习中医就是作为好朋友的F向他推荐的。类似"我的好朋友在中国这个大学学习""我的父母建议我到中国留学""我的朋友认为我学习中医很适合"这样的声音在亚洲国家留学生身上听到的比较多。某种程度上这也反映了东西方思维的差异,东方人更倾向于群体意识,善于听取他人的建议,西方人比较独立,倾向于个体的意志,"follow my heart!"(遵从我的内心)是听到最普遍的共鸣。后续的研究也发现,在跨文化的学习过程中,面对困难,亚洲学生更擅长于向周围人寻求帮助,比如师长、同学和来自同一国家的留学生。欧美和非洲学生更倾向于自己寻找突围,会和认为同一文化圈的留学生交流,擅长对抗式的辩论,但不擅长向中国同学请教。

第五章

我是怎么学习中医的?

对于外国人而言,中医学独特的理论体系、思维方式、语言和术语等都是区别于他们所熟悉的文化的。对异文化的开放态度是学习中医的首要条件。只有真正承认和接受差异,才能打开理解的大门。根据跨文化适应理论,一般对于异文化的接受会经过四个阶段:蜜月阶段、沮丧阶段、调整阶段、适应阶段。在实际学习中医的过程中,留学生们基本会经历这四个工程。但是,这个过程是一个"螺旋式的弹簧",充满爱恨交织:从一开始因为好奇而接近,到因为了解而冲突,继而分离、挣扎,重新选择、调整,直到适应,最终改变。可以建立三个阶段的适应模型:"消极接受—冲突……积极接受—影响"。几乎每个留学生都借助了文化涵化的漫长过程,表现为"压力—调整—前进"的动态模式。当原有的认知模式遇到挫折,为了减少压力,学习者就会进入防御模式,出现了两种截然不同的应对方式:一种积极地重新组织和调整旧的认知模式和情感,向异文化借助,因为"密切的文化接触会提供给每一种文化彼此借助的机会",重新获得力量继续前行,涵化于异文化中。这个新的认知方式形成和产生效果的快慢因人而异。个人性格、对于异文化的开放态度和包容性、跨文化交流的频率和密切程度都会产生影响。另外一种是消极地回避新思维和文化,始终抱着对异文化的"思维定势"(或者叫刻板印象,stereotype),坚持用自己的文化去衡量评价异文化和他人的行为,有时宁愿知其然而不知其所以然,有时则对不同的文化给出负面的评价。在这个过程中,留学生对于中医的认知也在发生改变,是一个"治病技术—文化内核—生活方式"逐渐深入的过程,可以说是一个濡化的过程。

在这一章,研究者想揭开留学生怎么学习中医的黑箱,从以下三个方面了解:

1. 留学生在学习中医过程中遇到哪些学习障碍?

2. 留学生使用哪些策略来克服学习中的困难?

3. 留学生的跨文化学习适应的过程是一个什么样的模式?

第一节　学习障碍

在一个人的成长生活过程中,他所熟悉的话语、手势、面部表情、习惯或规范已经成为他文化的一部分,这些东西成为他保持心智平和的重要线索。到了一个新的文化里,这些线索没有了或产生含义上的变化,他就会变得无从定位而产生焦虑、沮丧,甚至对新的文化产生不满,而把旧的方式理想化。来华学习中医的留学生其实要面对两种跨文化的学习适应,一是从西方到东方,因为中医学是一门独特的东方技艺。中西医之间的差异也许可以用河南中医学院彭勃、梁华龙医生的话来表述:

"中西医学作为两个理论体系不同的生命科学,从其学术形成的差别而言,中医学是经验的归纳,而西医学是实验的演绎;从其理论构建来看,中医学注重宏观形象而西医学采用微观观察;从思维方法来看,中医学重辩证思维而西医学重逻辑思维;在认识方法上,中医学讲求取类比象而西医学以实体解剖为基础;在知识应用上,中医学以辨证论治为核心而西医学以辨病论治为基础。"除此以外,中西医学的话语体系也是截然不同的。二是中医学的整体理论体系从古至今并没有发生大的改变,对于母语非中文的外国人而言,中医术语与语言背后的意境尤其难以捉摸。那么在跨文化的冲突中,他们究竟面对哪些突出的学习障碍呢?

一、语言与术语的障碍

中医经由几千年的传承,医学典籍和各种文献汗牛充栋,中医专业术语更是难以尽数。这些医籍文献都是以古汉语形式记载,即使对于汉语为母语的中国人而言,也是晦涩难懂、高深莫测,何况是对现代汉语一知半解的外国人。中医语言讲求意会,通常充满隐喻、象征和诗意的语言,比如中医对脉象的描述:"春脉浮,犹鱼之游在波",这是一种观察性语言,同时传达了一种只可意会不可言传的感官体会。而对于西方人而言,人类语言就是两种,一种是情感语言,重在表现,一种是科学语言,重在认知。而现在,面对情感语言作为知识的表征方式,对于他们而言,束手无策。中医语言的困境还体现在语言符号传递的信息可能是超验的,这与东方哲学始终不离自我体悟有关,比如中医学的阴阳观所强调的是一种"直觉与理性的互补",这种知觉是超越语言和感官的,这也是构成中医老师在讲解中医概念时往往会力不从心的原因。对于学习者而言,个性化的体悟难以用精确的概念来定义,需要高人的指点更需要自己漫长的探索,看得多,读得多,悟得多,也许某一瞬间就打通了。

天津中医药大学语言文化学院薄彤认为:汉语言能力的不足是长久以来制约中医药专业留学生学习发展的一个主要原因。教学实践发现,即使很多留学生汉语水平通过了汉语水平考试(HSK)5级甚至6级(最高等级),他们仍然会面对专业学习困难的问题举。可见,语言能力水平是影响留学生专业知识学习和掌握程度差异的重要因素。她所带领的课题小组针对中医专业的二年级留学生做了一次关于中医专业词汇学习难点的调查研究,结果发现:留学生对于专业词汇的理解障碍并非语言文字表层的理解,主要是文化层面的理解。因为中医专业词汇里蕴含着丰富的文化内涵,比如"以左治右,以右治左"(《素问·阴阳应象大论》),如果没有理解和领悟中医的整体观,就会一头雾水。研究进一步指出,中医学最大的两个基本理论来源:整体观和阴阳五行学说,也是留学生认知障碍的最大来源。

中医术语的文化翻译是造成理解困惑的一个重要因素。比如人体在中医与西医话语中有不同的解释,要构建中医话语就必须排除西医话语对人体的解释。要达到某个词汇从"源语言"精准地翻译到"靶语言"很难,有时由于语言体系的不同,含义上也会发生变化。比如中文中的"腰"在英语中没有对应的单词,如果"腰"指腰围,可以译为"waist",但如果"闪了腰",这时"腰"则应译为"back"。同样道理,文化翻译也会导致某一概念或实践在意义上的改变,比如中医术语中对"神"的翻译,很多人译为"spirit"。但是,"spirit"(神灵)常常作为基督教的一个专有名词,因此会引起西方人的一种误解,容易把中医看成类似宗教而降低中医的科学性。中医话语在走向国际化的口号下,正在被西医话语所改变,中医里加入了许多根据西医病理学阐述的专家知识(或话语),这种知识使得中医处方与西医病理之间产生某种纯粹的语言联系或混杂。

二、对于身体与健康的认知差异

中西医对于身体病理和健康的解释带有不同的文化属性。

举一个普通的中医治疗的例子:一个人去看中医,中医医生诊断是肝火上炎;于是问患者是否存在睡眠障碍、口苦口干;确认后进一步询问患者是否有压力,感到焦虑,脾气暴躁和急躁易怒。确认后,医生使用降肝火、潜肝阳的调理手段,将其恢复平衡状态,随访确认患者康复,患者也告知服药后改善了睡眠质量,不再口苦,脾气变温和,压力也随之减少。在这个例子中,可以看到中医的医疗是一种特定的"生理—心理—社会"建构过程。疾病(肝火上炎)导致了身体的问题(睡眠障碍、口苦口干),也会导致心理和社会角色扮演上的问题(有压力,感到焦虑,脾气暴躁和急躁易怒)。通过治疗之后,身体的问题解决了(改善了睡眠质量,不再口苦),心理和社会角色扮演也恢复了正常(脾气变温和,工作压力也随之减少)。

由此可见,中医对于健康的理念就是一种整体平衡,是物理世界与精神世界的和谐,体现"天人合一"的观念。而这种天人合一的观念又可以被看作是个体和其生存的社会之间关系的一种隐喻:疾病不仅意味着身体诸多要素之间的不和谐和不平衡,也意味着个人社会生活与社会角色扮演上的不和谐与不平衡。

另一方面,中西医对于同样的病情给出的病理解释也反映出中西医对于病理与健康的不同文化理解。比如面对一个绝症患者,西医多数会用"科学严谨"的语言给出几个医学术语如"存活期半年""病情发展不可逆"等。但是,中医的语言往往富有建设性,中医将病症归结为个人身体机能的不平衡与不协调,而这些失衡不协调可以通过中医的调理得到改善,回归和谐平衡状态。

对于留学生而言,中西医对于身体与健康的认知差异是有不同的层次递进的。他们首先面对的第一个问题是如何从宏观上去理解和把握中医学对于健康的诠释,理解"天人相应"。第二个问题是如何从病理和临床医疗实践中去把握中西医不同的健康观之间的差异和相通之处。比如中医"治未病"的思想与西医预防医学理念之间的相似之处,比如如何从中医健康的理解去把握现代社会的"亚健康"现象。真正理解中医的健康疾病观和对身体的认知是渗透在生活中的。

三、技术上难以把握

相比于现代医学临床技术，中医理论体系中有相当一部分属于经验医学，中医理论对机制和疗效的解释也常常不能为现代科学界所接受。因此，外国人在学习中医理论中也会遇到技术上难以掌握的问题，比如传统的中医诊断方法（脉诊、望诊）以及选方用药等，需要比较长时间的实践经验累积。西医对脉搏的测量是量化的，以速度和强度作为基本的指标，非常易于把握。面对中医中各种脉象的描述，外国学生常常感到难以把握。有一些中医老师会这样评价初学脉诊的留学生："心中了了，指下难明"，意思是心里似乎非常明白，可是一上手就分不清脉搏的区别，这就是中医的难学之处。小小银针，手法看上去简单，做起来难，同样的针，同样的穴位，不同经验的医生扎进去的效果天壤之别。这种经验的获得不是学习书本知识能够获得的，必须经过临床实践的积累、观察、体验、体悟。这些是外国留学生普遍遇到的技术障碍。

"望、闻、问、切"是中国医生延续了两千年用来诊断疾病的方式。其实，在这共同的两千年里，生活在不同世界的人们都对脉搏怀有浓厚的兴趣，在西方医学史上，古希腊医生盖仑著有七篇详尽探讨脉搏的论文。脉搏被描述为自然与医生沟通的方式，一种生命的语言。尽管这种对于脉搏的分析在西方已经被打入冷宫，但不可否认脉搏的跳动是生命的信号。当我们把画面定格在两千年前同一个时间平面的古希腊和战国，盖仑和扁鹊把手指放在患者相同的地方，却得到不同的感受，传递出不同的讯息：盖仑用"蚂蚁爬行"（anting）、"虫儿蠕动"（worming）、"老鼠般的"（mouselike）、"飞奔的"（gazelling）这类名称来为命名脉象。扁鹊会说"滑脉"，"替替然如珠之圆转"；"涩脉"，"如雨沾沙"。他们不同的感受来自于不同的认知。换句话说："脉和脉搏在手指上的触感和思考上的认知都是不同的"

二者的认知差异在于希腊人从结构和功能的两极来认知脉，看到的是动脉和脉搏的节奏。而中医感受到的是血气和皮肤平行的流动,是血流的顺畅或缓迟,是一种流动着的感觉。感知脉的"沉、浮、滑、涩"来诊断人体的健康,如《素问·阴阳应象大论篇》描述"按尺寸,观浮沉滑涩,而知病所生以治。"中国古代医者的感知是灵动的,语言是诗意和富有想象的。《灵枢》把人体的十二条经脉与中国十二条河川相对应。可以想象中医把人体内部比作一个宏大的自然系统,血脉是人的生命之流"夫地之有百川也,犹人之血脉也。血脉流行泛扬,动静自有节度,百川亦然。其朝夕往来,犹人之呼吸气出入也"。东汉时期,一部《难经》将人体所有脉连结成一个大循环,这是第一部专门探讨手腕切脉的著作。《难经·十八难》讲手腕的寸、关、尺分别对应天、地、人,把人体小宇宙的阴阳互动浓缩到手腕的寸口。然而,西方人把脉仅仅视为血管,在当代西方医学实践中,为了更便利地识记穴位,针刺的各个穴位都是以穴位所在的脉的名称加序列数字来命名,比如大肠十一穴(LI11),在传统中医术语中称为"曲池"。中医人体穴位名称常常涉及山川大地的地形学特点,足以窥见古代中国人对于人体内生命构成的独特解读。

案例 12

Liu 的学习日志:第一次扎针

扎针不是一项简单的任务:针的尺寸,进针的角度和力度都是要恰如其分,可是如何把握呢? 这几天,老师用笔在我身上标注了一些穴位,并且告诉我这些经络的走向,画图标点真是帮了我一个大忙。学了几个星期的经络学位理论,今天是令我激动不已的时刻,因为老师让我真正练习扎针了。老师坚持让我慢慢来,不能急于求成,他常说:"每天进步一点点就好!"他建议我不要在人或动物身上试针。我心里发毛,想:"把一枚细如发丝的银针插入皮肤这么厚的地方该有多么难,多么神奇啊!"我已经多次试过把针扎进棉芯的靠垫,然后按照老师的指导,开始扎报纸。对于我来说,让小银针顺利穿透三张报纸而不变形真是一件难办的事情,这是我学得比较困难的地方。令我瞠目结舌的是,亲眼看到老师用比我细一倍的针毫不费力地穿透三十张报纸而且针没有任何弯折。动作迅速平稳!"扎针的技巧在于手腕"老师对我说,"如何扎地准确? 就是要你不会感到针扎入皮肤时的任何痛感。"我想先在自己身上扎一下,体验一下。老师提醒我说,刚开始会感到不舒服。我勇敢地说:"来吧!"事实证明老师是对的。他在我的右手合谷穴(俗称虎口)扎了一针,起初针穿透皮肤时没有任何痛感,但是当他扭动银针,我的手臂到肩膀一阵电击的感觉,我忍不住叫出声来。老师笑着说:"作为外国人,第一次扎针都是这样的反应,主要是不习惯针灸的敏感。"老师用同一根针又在相同的穴位扎了一下,这次也没有感到疼。只有当他捻动针的时候,我才能感到那种饱满的感觉在身体这些部位流过,仿佛我的右手从里到外膨胀起来,这种膨胀的感觉从右臂延伸到上背部。我问老师,当患者被扎针的时候是否总是能感觉到? 老师说当针扎入皮肤是患者不会感到痛,没有什么感觉,当穴位被刺激后,患者会感到酸、麻、重、胀,甚至有像电击般的感受。人体表面的穴位可以引起膨胀感,那些厚实的肌肉组织会感到酸。这种现象早在中国古代就有一个特定的名称:得气。我想起来了,老师在用针时通常会问患者:"有感觉吗?"原来就是在问询患者是否得气,患者是否感受到酸、胀。患者在这个过程中有很重要的角色,正是患者引导针灸医生掌握当针扎下去时是否引出如预料中的各种感受。这和我原来在国内看到针灸医生治疗不一样,外国的针灸医生一般都不问患者的反应。而患者也不知道"得气"这回事,也不会预测会有什么感觉,更不知道如何告诉针灸医生或者配合针灸医生扎对穴位。今天还有一个重要的信息,老师也告诉我,在古代中国,学徒要花很多年时间来伺诊,像学徒一样学习诊断,记住患者对针刺的各种反应,掌握得气的要领,我想这对于我这样一个老外而言是更漫长的道路,就像成为一名西医外科医生通常要六七年的时间,成为一名出色的针灸中医生也许需要更长的时间。

四、思维方式冲突

对于外国留学生而言,要改变原来已有的思维、习惯、生活方式甚至价值观,是一个充满冲突、矛盾甚至痛苦的过程。林语堂说过:"西方人的脑子生下来就是有一把手术刀的",这个比喻也说明了西方式思维的明显特点就是把问题肢解成破碎的片断,再用逻辑进行推理和演绎。然而,问题总是像一个有机的整体存在的,当我们把它分割切碎之后,它天然的结构与内部联系也就受到了破坏。如同中医把人看作一个整体,因此中医治疗的是"生病的人";而西医是治疗"人生的病",在西医眼里,人体是可以分割开来的一个一个局部,不是一个整体,因此就有了各种各样的病。由此可见,中医学讲求从整体、宏观看问题,甚至从哲学的角度去认识事物(疾病)。中医诊断的过程被喻为著名的黑箱理论,就是透过疾病外在的症状去推理内部的病因,所谓"司外揣内",即从现象推导本质,而治疗的效果就是针对推导出来的本质来改变现象。

外国学生总爱问这样的问题:"什么是医道? 道的确切含义是什么?"这个提问本身就是典型的西方式探究问题的思维方式。每次被问到这个问题的老师,脸上展露的表情都是一样的:一言难尽。中医之"道",首先包含着它独特的思维方式。产生于几千年的中华文化背景之下的中医是一个包含了儒、道、佛各家思想和认知方式的复杂体系。它强调内证与体悟的"道"学,与西方的科学分析有着根本的区别。这种对"道"的认知是"向内"的,往往以自身的实践和体验为前提的,比如"取象比类""司外揣内"的思维方式对于初学者的外国人而言就像盲人摸象。

中医的医道,除了重视人的修养行为与直觉外,还非常重视理论系统性。中国传统文化在各个学术领域,包括人体、天文、地理、气候、音乐、美术、书法、建筑,甚至军事、武术都是相互贯通的。就中医学而言,其理论与天文、地理、气候、音乐等许多领域都息息相关。因此,中医不是一门简简单单的学科。学习西医要比学习中医容易得多,因为当你学习西医时，整个现代科学技术都在帮助你，可是，当你学习中医的时候，正如一个留学生所言"你要与整个宇宙对话，与古人对话，与自己对话，把自己训练成一个灵敏的人。"而这个过程，也是中医学的魅力，如同品茶师、品酒师，即使今天检验茶叶和酒成分的仪器已经非常精密，可是仍然替代不了人的味觉品鉴。一个小小的问题可以看出不同层次的学习者对于中医认知方式的把握程度，我问他们对于气的看法。有的回答："气是一种物质"，有的回答："气是一种能量"，有的回答："气是运动方式"，每一个人根据自己的文化背景和生活经验对于中医所认为的万物之根本的"气"的概念给出自己的理解。《易经》说："形而上者谓之道，形而下者谓之器"，对于留学生而言，如何理解中医学蕴含的哲学是超越技术层面的另一个难题。"中医不只是一种技术，也是一种文化。医生，要知其然，还要知其所以然。要将中医上升到哲学和文化的高度，而不只是治病之道。学中医，必须启发全部的感官与灵感，这样才会达到治病如神的境界。"

案例 13

研究者：气是中医学基本理论中最重要的一个概念，你认同气是存在的吗？

R：说实话，中医基础理论的第一堂课把我学习了十几年的西医知识和人体解剖学完全颠覆了，我感到震惊！……中医认为人体由气、血、经络（运行气的通道）、五脏六腑构成，但这些完全不是达芬奇、盖伦所奠定的解剖理论中的人体构造！（R耸耸肩）气在哪里，我看不到，摸不到，我无法相信它是否存在。……但是，我必须以包容的态度去（理解它）……这在一开始是迷茫而困惑不已。

研究者：你对阴阳是怎么理解的？

R：世界万物都有阴阳属性的，代表了一个事务的两面比如，白天属阳，夜晚属阴；冷属阴，热属阳；男人属阳，女人属阴。这让我觉得很有意思,就像发现一个硬币的两面,对立的两面就是阴阳。……我问了老师一个问题,"请问房子有阴阳属性吗?"老师说:"房顶是阳,地面是阴。"这又把我搞糊涂了!(R又耸耸肩)……老师解释说阳代表向上,阴代表向下,房顶在上属阳,地面在下便属阴。我看到老师手上拿着粉笔,我就马上追问:"那粉笔是阴还是阳?"老师说:"粉笔既有阴又有阳。当粉笔是干的时候就属阳,把它弄湿了,就属阴。它的表明是阳,里面是阴。粉笔,如同世间万物,都是阴与阳的混合体……"当时,我听完整个就糊涂了,……这个理论体系对于西方头脑来说实在太混乱了!

研究者:那你是如何搞明白的或者接受这个理论的?

R:只好等待时间慢慢解开我的谜团……在这里的第一年的学习和我在加拿大学习西医是一样的,需要大量的记忆,有些概念我就没办法理解,只好怀着耐心容纳它们。……接触的越来越多,我也发现了更多的(中西医)差异。比如中医中对人体器官的分类,"五脏"和"六腑",它们无法具体对应西医里的器官。举个例子,中医中的脾,并非限定在腹部左上角的那个组织,它包括整体的消化系统。五脏和六腑,不仅指器官,还指功能。据说早在几千年前的中国道家哲学家们就对此深信不疑。更加令人难以理解的是,中医把器官对应五个元素:木、火、土、金、水。我明白,早在希波克拉底时代,西医提出了"四液学说",认为世界由四种基本元素构成,这个与中医是相似的。但是,中医把五种物质与器官对应,我实在不明白为何木对应肝,金对应肺呢?怎么证明?无法相信这个与治疗疾病有什么关系?这是我质疑中医科学性的一个地方。

研究者:也许你可以从自然界与人体的关系来理解这些对应关系。肝主输发,具有疏通畅达全身气机的功能,这个和西医里对于肝脏的功能理解应该是一致的。肝脏承担着营养代谢、解毒的功效。就像自然界的大树,枝繁叶茂,向上伸张,树干把养分营养输送到人体各个部分。中医的概念都是强调人与自然相应,所谓天人合一。

R:你讲的有些道理。但是我还是无法相信没有科学证明的理论。

我发现我很难不去联想我的西医知识和生物学基础。我努力去记忆一堆武断(arbitrary)的对应关系，但我还是放弃了。对于我而言，这些简直让我精疲力竭！曾经我就想放弃了，回加拿大了！老师和书本讲的关于人体与自然的关系，关于人体与思维的关系都不能找到西医的依据。

研究者：现在你还是这样认为吗？找到解决这些冲突的路吗？

R：我曾经问我的导师，是否有一种方式可以把这些所有的关系联系起来，或者是否有一种概念可以帮助我理解这些关系。我的导师首先告诉我一句话：把你的西医知识和西方式思维统统抛弃，不要用西医来解释中医，不要进行比较。学习中医就是要抛开西医！我接受了这个建议，打算放空大脑去理解他所提到的"气"。导师用最简单的理念解释气：人的生命的源泉和维持的基础就是气，气的平衡状态才是健康，多一点或少一点都不好。气有三种来源，首先是原始之气，来自父母遗传，独一无二；其次是水谷之精，来自人每天的饮食；再次就是空气，来自每天呼吸的气。人体就是一种平衡状态，人的物理世界与精神世界的平衡，人体内的正气(positive vitality)保护人体免受外界邪气(pathogenic factors)的侵入。这个解释有点像西医中对于抵抗力的理解。疾病的产生就是正气与邪气较量的结果。

研究者：你是否想过，这样是否可以帮助解答西医无法解释的一个问题：为何有时我们身体不舒服，但是到医院做了各项检查发现指标都没有问题，但是你不舒服确实是存在的，那是为什么呢？

R：你说到点子上了。我想到了一个相反的例子，我们常常接触或暴露在各种病毒或细菌环境下，为何我们多数时候不被感染呢？我们究竟怎么做到和谐地共生，只有在少数时候被病毒打垮？西医的确没能提供满意的答案，但是中医的"气"似乎可以解释健康与疾病这层令人好奇的关系。

研究者：可是你仍然不相信气是现实存在的，对吗？

R：我曾经问过导师，气在哪里，它又是如何保护身体免受致病因素的侵扰？导师说，气在特定的通道里流动，我们称之为经络。经络连接人体各个部位。针灸就是帮助人体重建气的平衡状态。草药的作用也是一样，不足的补上，过剩的移除。……中医把对人体有害的"邪气"归为"六淫"，风、寒、暑、湿、燥、火六种外感病邪的统称。到这里，我开始有点明白中医对于健康的认识：人与自然的和谐，包括自然界的风、气候，生理与心理的和谐。

研究者：那你现在还认为中医是不科学的吗？

R：我仍然无法用科学来界定中医，因为我坚持我的观点，科学就是要讲求证据。中医还是做不到。但是，中医毕竟是几千年来中国人生活中传下来的，证明是有效果的，应当被尊重，作为替代医学存在是完全必要的。我只能说，中医是有效的医学，但不是科学，也许未来可以证明。

五、融入生活的困难

对于外国学生而言，学习的困难有时来自生活方式的差异。一个普通的中国学生从小生长的环境里都在接触中医文化的熏陶，"不喝凉水""春天早睡早起，夏天晚睡早起，秋天晚睡晚起，冬天早睡晚起"这些都是耳濡目染的常识，有了这些常识就不难理解《黄帝内经》里讲的："因四时而生""春生、夏长、秋收、冬藏"这些理论。对于外国人而言，他会问很多个为什么。

这类认知困难的产生也反映了中医学所具有的经验医学的特性。中医知识很多就是来自人们日常田间劳作和生活经验的积累，比如古代农夫在耕作时不小心闪了腰，而后按揉了一下正好缓解了腰痛，于是人们发现按揉的部位可以缓解腰部的疼痛，就记下了这个穴位。诸如这样的医学典故非常多。

养生学作为中医学中重要的一部分，也是吸引外国人来学中医的重要原因。外国人对于自然疗法怀有天然的崇敬之意。但是，真的到了中国，面对中国人生活中无处不在的养生保健各种常识，又常常会目瞪口呆地发出这样的感叹："每个中国人都是中医！懂得太多了！"Liu讲到有一次到餐馆吃饭,正是夏天,她和同学点菜,餐馆老板娘向她推荐夏天吃鸭子,因为鸭子属于性寒,夏天吃好。当时,她还没有接触任何养生知识,突然听到食物还有寒热的区别,觉得非常惊讶。这位阿姨又滔滔不绝地跟她们讲起各种食物的热、温、凉、寒等特点,最后送上绿豆汤给她们解暑。看到自己的同学很自然地认同这些说法,如同生来就是这样子一样,她觉得更加惊奇。只有当这些中医学理论成为留学生生活中的一部分,成为一种生活方式,他们对于中医的理解才从表层深入内层。

郑雪对在中国留学的澳大利亚学生做过一个关于社会生活融入对于留学生跨文化适应和心理适应影响的研究。研究结果表明,个体越能以积极的态度接受和融入留学国的生活,他就越有可能充分利用该国的一切资源来促进个体的发展和提升幸福感水平。研究也发现,那些抱着喜爱中国文化的留学目的来华学习的学生,会通过各种方式和途径参与中国社会文化生活,而且适应地很快。M没有任何障碍的迅速融入社会生活中,他有一群中国朋友,其中有老师、同学、患者,还有他三个孩子的同学、同学的家长,他的父母和妻子学做中国菜,过中国节,唱中国民歌,一切都源于他对中医或者中国的喜爱。这也是他决定硕士毕业后继续留在中国读博的主要动力。

六、中医文化认同问题

文化认同(cultural identity),是指对人们之间或个人同群体之间的共同文化的确认。使用相同的文化符号、遵循共同的文化理念、秉承共有的思维模式和行为规范,是文化认同的依据。文化认同是个体被群体文化影响之后所形成的对该文化的接纳感觉,是人在一个民族共同体中长期生活而形成的对该民族最有意义的事物的肯定性的体认,它的核心是对一个民族的基本价值观念的接受与赞同。

文化差异造成的价值冲突是留学生无法回避的问题。文化的差异既有表层的形式,外显为语言、饮食、服饰、建筑、生活方式、教育方式等,也有深层的内隐为价值观、处世态度和方式等。中西医学不同的价值取向也是导致文化冲突的重要原因。中医的价值观是"人与自然和谐",人要顺应自然。被后世称为"医家之宗"的《黄帝内经》提出:"以天人之境,择生生之本"的天人关系(《灵枢·五十营》),指出自然"大宇宙"与人体"小宇宙"的就是不能孤立地就人体自身来认识和研究人的生命活动,而是把人放在大自然或整个宇宙这个大背景中来看待人的生命活动的。《素问·宝命全形论篇第二十五》曰:"夫人生于地,悬命于天,天地合气,命之曰人。人能应四时者,天地为之父母;知万物者,谓之天子。"人的生命起源于天地阴阳精气的有机结合,自然界的一切都是人生命的源泉,因此人能够随着四时生长收藏的规律而生活。同时,人生活在自然、社会环境中,与环境的关系不是静止的,而是一种动态的互动关系,即人的生命活动形式是"天人相应"。《素问·生气通天论篇第三》曰:"夫自古通天者,生于本,本于阴阳。天地之间,六合之内,其气九州、九窍、五藏、十二节,皆通乎天气。"人的生命活动与自然环境息息相通,人体生命活动力的根本在于保持阴阳的动态平衡,无论地之九州还是人体的九窍、五脏和十二关节,都是和自然环境相参相应的。这些观点被后世概括为"人本天地",并视为中医学中"天人相应"的整体观的理论基石之一。中医的发展就是不断地演绎,但从未动摇过最根本的本源问题。后世不断解释、补充源头,所以有学者称之为"向内的医学"。而西医追求对自然的不断探索、对抗和征服。20世纪五六十年代以来,随着医学技术的突破和科学主义主导下生物医学模式的大行其道,人体成为医生眼中"一堆可拆卸的零件,可检测的仪器";医疗活动成为单纯的疗治身体的行为;医学世界是"只见技术,不见人"。当医生用理性的"手术刀"解剖人体,人的生命就成了断开与自然、医生形神交流的客观存在。

留学生一般处于20~40岁年龄段,是人生价值观形成和成熟的重要时期。从母语文化的浸染中转入另一种文化,必然受到多种价值观的冲突。有别于在本国接触异文化，这种身心同时、大脑和心同时"体验"到的冲击，虽然在走出国门前有所心理准备，仍然会比想象中的更加直接、热烈和主观。

韩国学生 Liu 第一次在《中国文化》的课程上听说了中医，了解到中医的基本理念，产生了共鸣和认同。印尼女孩 Y 喜欢闻中药味。这些都与其从小成长生活的家庭环境、社会环境的相似度有很大的关系。虽然刚果男孩 D 生长在完全不同的环境，但是他受家庭环境影响，从小有一种帮助别人的善心，与中医文化"利济群生"的行医宗旨高度吻合。他想寻找一种贴近生活的、日常保健的医学理念，这与中医的产生发展的历史轨迹一致，所以他在接受中医文化的过程中没有明显的冲突感。正如有人指出的，个人对他人或社会认同的不同程度，正体现了个人同他人或社会之间相似的程度。这个研究结果也许可以解释为何 R 在中国学习生活了一年之后仍然感到无所适从，甚至想放弃学习回国。虽然他口中声称："我对中医是抱着宽容和理解的态度来学习的"，但是促使他来华学习中医的唯一动机却是来证明中医是不科学的。他否认中医的科学性，尽管他不得不承认中医的治疗效果。他坚决不接受中医的科学性，但是却在中国不断地体验者中医在生活中无处不在的痕迹，甚至在他每天的饮食中都无法摆脱这个痕迹。具有西医背景的 R 一直无法适应新环境、新的思维模式，虽然他自己认为自己是很有包容心地努力学习、理解、接受中医，但是他自始至终以西医科学主义的理论试图解释中医，最后发现走不通。年轻的印尼女孩 I，也经历了中西医思维的冲突，但是她比较聪明地找到了重新解构的方法：忘记西医，不要用西医去验证中医，从头开始学习中医。最后她成功了。很多学贯中西的老专家也都指明了一条真相：要学好中医就要完全抛开西医。R 自始至终陷入中西医两种思维模式的泥沼不可自拔，他努力地怀着一颗科研之心来走近中医，解释中医，却与自己的科学思维不断冲突。在他心目中，他承认中医是疗效确切的，可是却没法接受它的科学性，也找不到指引自己进入中医世界的方法,或者说他有种固执的坚守,甚至是居高临下审视评判中医的心态。他认为中西医无法结合,中医也不可能被西方主流所接受,除非你说服我它的科学性在哪里?给我证明出经络和气到底是什么?相比而言,年轻容易接受新事物的I,同样是西医背景在先,I愿意完全抛开西医的思维,从零开始接受中医理论和思维方式。这种转变有一个重要前提是"我相信中医也是一种科学。"文化上的认同、情感上的接受、未来职业规划的信心,让她在一开始选择中医时,是一种主动的、平等的、积极的学习动机,这种认同帮助她在最初的中西医思维冲突中找到一条出路,而且马上融入中医的生活世界。

七、身份认同障碍

英文单词"identity"的本义是"身份",也译作"认同"。因此,"文化认同"有时又称作"文化身份"。有学者对于二者的联系做过这样的解释:"从词性上看,'身份'是名词,是依据某种尺度和参照系来确定的某些共同特征与标志;而'认同'具有动词性质,在多数情况下指一种寻求文化'认同'的行为"。这段话也可以理解为:认同的过程,就是人们通过他人或社会来确认自我身份的过程,也就是在自我之外寻找自我、反观自我的过程。

留学生在华学习期间,也面对自我身份的认同问题。这种身份的认同中带着寻找一些标志性问题答案的过程,比如他们会问:"我是谁?""我从哪里来?""我要向哪里去?""我要成为谁?"。循着追问的思路,留学生将尽可能在与其相关的文化中获得自我身份的重新定位。没有身份认同,个体就会流散。到中国学习中医的外国留学生虽然是我们眼中的"他者",但对于他们而言,他们来到中国社会来学习中医其实就是置身于一个"他者社会"接受"他者"文化。因此,他们首先面对的问题是如何摆脱"他者"的身份定位,融入社区和学校生活。而同学关系、师生关系对于身份认同有着重要的影响和意义。

留学生最初难免会有"局外人"的自我定位。韩国学生 Liu 虽然长得很像中国人，可是在中医的班级里，面对老师的笑话，全班同学都被逗乐了，只有她一人是"清醒"的，她觉得自己就是局外人，意识到了自己与中国同学和老师之间有一道无形的墙。如今，本科毕业了，走到哪里都会讲一口流利的台湾腔普通话，别人都把她当成中国人，她反而很开心，一方面是对自己中文水平的肯定，另一方面是觉得自己在中国找到了新的一种身份，"感觉自己属于这里"。波兰学生 S，老外同学眼里的"中国人"，他自己对于自己的身份确认是了解中国文化的外国人，但认为自己是个"中医人"。这是对自己职业身份的认定。他自己也认为他比一般的中国人更了解中国传统文化、中医，他娶了中国人妻子、喜欢喝中国的茶，生活习惯越来越中国化。对于热爱思考本源的他而言，在中国，他找到了内心的归属，找到看清世界的一种方法，找到了自己。S 对中医的认同，对自己"中医人"身份的认同包含着他对自我根源的不断追寻，是对人类自然家园和精神家园的双重探究，是对生命意义的终极关怀。"我是谁？""我从哪里来？"一定意义上，他在中医的镜像里得到了对这些永恒问题的暂时性解答。

在访谈中，研究者问到几位研究生与中国导师及师门同学关系，这是一个不经意产生的问题，不在原有的谈话提纲中。因为作为访问者，我内心预设了一个前提：外国留学生对于师生之间关系的理解不会像中国文化中"一日为师，终身为父"理解的那么深刻。所以师徒关系，或者师生关系对于他们学习中医应当不会有太大的影响。没想到这个问题却带给我意外的收获。

第一个发现是外国学生对导师的评价总体还是很高的，几位留学生几次用"nice"来评价老师，认为导师给予自己充分的指导。其中比较典型的是 Y 和 W 讲述对自己影响最深的一位老师，她们同时用"低调的好老师""我们见过最好的老师"来形容这位老师，并且表达了"我们太幸运了，遇到这么好的老师，是她/他让我理解为什么要做医生，应该怎么理解中医""曾经想放弃不学了,这个老师出现,让我坚定学下去"。他们在一开始的谈话中,有意回避这个老师的姓名,因为她们知道我是这个学校的老师,一再强调这个老师很低调,但是所有留学生都服她。随着谈话进行,她们和我建立了信任感,告诉我这位老师的姓名。据我所知,的确是一位普通的老师,既不是名医也不是名师。而两位同学刚开始不愿透露姓名似乎也是在保护这位老师的低调,这令我感到有点惊讶,觉得不像一般的老外,她们似乎很了解某种中国文化,而这种文化是什么?从何得来? 为何要保护维护老师的"低调"风格呢? 我没有继续追问,只能说,也许她们是为了尊重老师的为人行事风格吧。

第二个发现是融入师门关系好的留学生能够更快地确认自己的身份。意大利学生 M 带着全家来杭州学习中医。在他没有找导师前,他告诉我他想去上海,找了导师之后,他很强烈地表达了想继续留下来读博的计划。其中一个重要的原因是 M 与导师、师门的关系非常融洽,他觉得进入了一个大家庭,用他妻子的原话就是"他的导师就像他的父亲一样"。在他的话语中,经常出现"我们"这个词,来区别学习西医的学生。"我们学中医的""我们中医",这个把"我"变成"我们"的过程,确认了"我们"的共同身份。同时,M 又通过自我的设限,把"我们(中医)"同"他们(西医)"区别开来,划清二者之间的界限,即"排他"。相反,仍有一些留学生与导师关系疏远,与同门相处不好的例子,因为他们总是感觉自己是导师和中国学生眼中的"局外人""外国人"。显然,这个现象与外国人不知道或者不熟悉中国社会"长幼差序"的社会格局有一定的联系。但是,外国学生和中国导师、同门作为相互认同的双方可能都并没有意识到,文化认同的独特之处就在于:人们的自然属性或生理特征不是认同的指标,人们的社会属性和文化属性才是认同的基础。外国人的脸并不是形成同门身份认同的隔阻,认同的双方都处在自我设限里,这种设限可能是种自我保护,如一年级时的 liu:"当他们笑的时候,我感觉自己像个傻瓜,尴尬极了!"这时她用"我"和"他们"进行明显的区分,从而来保护自己作为"局外人"的自尊心,或者是自我认同,确认自己是外国人的文化身份,也就保护了自己对原有身份的认同和归属感。那些认为被中国导师和师门冷落的外国学生,内心是渴望被接纳的,但是面对一些文化冲突,比如中国师门长幼差序的氛围,他就认为是排他的,然后用"我"和"他们"的区别来保卫自己的文化身份,造成师门关系的隔离和融入困难。

第二节 如何克服

年轻的留学生遇到的学习迷茫或困惑,多数来自对于中医的认知和理解上。在最初选择学习中医时,他们中的大多数都怀着对中医和中国文化比较深的崇拜之情。这种对于异文化的崇拜之情也使他们预先低估了学习过程的难度。然而现实与理想有太大的差距,学习之路变得困难重重,甚至不得要领。加之对于毕业后及未来职业道路的迷茫,有一些留学生失去了最初的热情,动摇了继续学习中医的信念。在这个迷途上,他们有时需要一盏指路明灯! 他们有时需要再勇敢一点,走入生活,让身心与自然对话,体悟中医之道! 他们有时需要挣脱原有思维的束缚,像一块白板一样接受新思维,从另一个方向认识世界和自己! 求学求道之路犹如"西天取经",留学生们用初心、慧心和恒心克服重重障碍,走入中医学的殿堂。

一、重要他人

重要他人(important others)是指对个体的社会化过程具有重要影响力的具体人物,是美国社会学家米尔斯(C.W.Mills)首先提出的。分析外国留学生的"重要他人"是考察其学校生活状态的一种重要途径。

传统的中医教学非常注重"口传心授",老中医有严格的择徒标准,所谓"非其人勿传"。可见,传统中医师徒关系在医业传承中的重要性。

现代中医老师,既是传统中医文化的保存者,也是中医知识、传统态度、价值观的"卫道士"。但是,在一个开放的多元文化并存的社会里,在中西医文化冲撞的背景下,老师作为文化保存者的姿态不断地受到挑战,不得不充当新文化的创新者,在教育教学中,要不断地去吸收、分析、传递已有的中医文化,从而达到"在自己已有的思想观念中设计一种理想文化的规范,然后传递给学生向着这种理想文化前进所需要的态度、价值和知识。"

同时,同辈群体也是互动性重要他人。美国芝加哥学派从社会学角度提出"边缘人"(marginal man)的概念,当一个人身处异文化,不能完全从属于一个文化集团,就会失去安定的停留所,仿佛漂浮于茫茫大海上的孤帆,无法摆脱这种意识。因此,较快地融入一个团体,是一项重要的跨文化学习生活的策略。研究发现,开放乐观的留学生会在比较短的时间内建立新朋友圈,能积极主动地和中国学生一起郊游、逛街、看电影、吃美食。良好的同辈群体互动不仅有助于留学生尽早适应留学国的生活方式,更能促进其专业的学习。学习中医必然依赖中文水平,包括语言表达能力和文字阅读能力。中文水平的快速提高离不开与当地人的日常交流,而与同学、同龄人的相处就是一个最佳的学习环境。韩国留学生 Liu 在短短一年内中文水平快速提高,带动专业学习进步神速,同辈群体对她的帮助是非常关键的。她说:"我一直要求自己用中文和同学、老师交流,哪怕说错也坚持,所以中文进步很快。中文好了学习也变得轻松了!""我的同学一直鼓励我说一年级听不懂不要紧,二年级、三年级这些知识还会被反复提及。我就很有信心啦!……我就是觉得自己属于这里的,我有很多朋友,非常开心!我特别喜欢和人打交道,在医院实习是最愉快的时光,看着老师与患者愉快地互动,我很想有一天自己也能成为这样一位中医师!"

案例 14

在对 W 和 Y 的访谈中，她们都提到了一位好老师。对这位老师的评价几乎都是一致的。

W："遇见张老师，是我这一生中最幸运的事！"

Y："她让我们相信选择中医就是一辈子的修炼，即使我找不到相关工作，不能马上行医，但是我认为自己就是一个中医人！"

W："感恩张老师，感恩生活中出现这样的引路人！"

显然，这个张老师在她们心目中的位置就如同一盏明灯。于是，研究者打算去采访一下留学生心目中的好老师。

张老师很年轻，戴着眼镜，穿着带有民族特色的白色裙子，正在和学生一起收拾东西。我讲明来意，她笑着说："我不知道他们这么爱我！感情是相互的，我爱他们，他们就爱我！"

张老师是中医学专业的博士，说到自己的学医动机，她脱口而出："对中医的感情受家庭环境影响从小就有！"对于留学生学习中医的动机，张老师也很清楚。

张老师：我认为外国留学生目前主要有三种情况：第一种情况是年纪相对大一点的，基本上已经定型，在国外已经有工作，提高自己的中医内涵和技术，目的性很强，知道自己要学什么。第二种情况是具有双重学习目的，将中医作为谋生技能，但同时非常热爱中国传统文化，……传统文化的精髓离不开道，而中医就是求道。完全来求道的也有，但不多。第三种情况，高中毕业来留学。这类人年纪比较轻，18~20岁，他们最容易迷茫，因为对中医一知半解，甚至是不明白中医究竟是什么就选择了留学。有可能本身对此并不那么热爱。他们对于中医是抱着美好想象而来的，可是现实总会和想象有出入。这个时候就会迷茫。作为老师，我很愿意把自己经历过的迷茫期和他们分享。这可能是别的老师所没有想到或做到的。也许这些亲身经历和感受对于他们而言更具有参考价值，同时能拉近我们师生之间的距离，因为我们都是在求道！

张老师的课非常受留学生喜欢,对于课堂教学的成功经验,张老师归纳为两个主要方面:一是因材施教,二是坚持传统。

张老师:我想为什么我的课受欢迎,一个重要的因素是我在教学设计中都兼顾这三种类型留学生的学习需求。对于第一类人,他们非常明确自己要什么,所以他们在我的课上也可以获得足够的知识和信息。对于第二类人,有着求道之心的学生,我会加入医学儒释道的基本理论与中医文化相结合,比如气功,我本身就喜欢这些东西,在课程里面穿插一些。然后就是自己展现看病的功夫和疗效。一句话,通过自身向学生展示,什么是中医? 这点是最重要的,在我身上让学生看到年轻中医的执着,也许还不完美,但是我也还在这条路上走,就是一个先行者,对他们而言,就会有信心和指引作用。在我所教的班里,无论是留学生班级还是国内的本科班,对于中医和自身前途的迷茫的人不在少数,有些上了我一堂课的学生给我打电话,直接对我说,'老师我很迷茫!'听到这些话,我感受到老师作为指路人的重要性。我感到很难过的是,有一位学生对我说,'我大学学了5年,毕业时觉得什么都不会,不会看病,好像什么都不懂,只会抓老鼠。'这种迷茫是有环境因素的,最主要的是学生自己的心不够坚定。这种内心的坚定需要一位老师给他指引! 怎么带呢?就是中医文化!(自信地微笑)我把自己学中医过程中的学习历程加入自己的教学内容中。站在学生角度,指引他们保持初心来求学问道,让学生摆脱迷茫。

为了在课程中渗透浓厚的中医文化,张老师用几倍于上课时间的工夫来准备课件,结合图片、音乐,把中医典籍结合儒家、道家传统文化与课程内容相互渗透、融合。"张老师的课上我不会走神的,整个人都是被她牵着走的!"这是一位学生的原话。

我们谈及了第三个问题:什么是留学生学习中医的障碍。"语言和文化不是根本障碍",张老师这样说,"最大的学习障碍来自没有让他认识到传统的魅力,找到对传统中医的归属感!"她随后向我讲述了自己如何让一个总是翘课的留学生来上课并且要求他流利背出孙思邈的《大医精诚》的故事。这个故事引起她思考两个问题:应该教什么? 怎么教?

张老师:外国学生跟中国学生有两个显著区别。就本科生而言,留学生要付出比国内本科生更多的精力和时间去学习,大部分自费来读的学生都很认真。国内学生上课会相对沉闷,活跃的学生少,但是在留学生班上课,如果我设计一些互动环节,基本能实现活跃气氛的效果。这个与国内外的教育背景有一定关系。基于这些特点,我决定因材施教。如果以本科生居多的留学生班,我会把内容的深度放低一点,加入更多的文化元素,打开他们的视野。如果以层次高一点、年龄大一点的研究生为主,我会在深度上挖掘。如果这个班级比较杂,各种层次都有,那么就要采用比较灵动的上课方法,比如有些学生比较调皮,你就放下老师的刻板印象,比他们更"调皮"。留学生大都是非常有思想的,如果不认你这个老师,真的会出现全班跑光的尴尬场面! 那是老师的失败!

张老师:另外一个差别是,若中国学生不喜欢一门课或者不满意授课老师,会表现为课堂上睡觉、玩手机,甚至偶尔缺课,但是不会长期跷课。但是,如果外国学生觉得这门课没有意义,没有听到他想要的东西,他真的会不来上课。我刚刚接手《伤寒杂病论》和《各家学说》两门课时,第一次上课,班里大部分学生来了,个别请假了。第二次、第三次班里请假的学生越来越少。但是有一个人例外,他从来不来上课。于是我就给他发短信、打电话,要求他来上课。第一次短信石沉大海。第二次继续发短信,仍然没有回复。我想我就每天给你发,总有一天你会出现! 于是,第五次上课,这位同学终于出现了,后来每堂课都没有缺席。后来他专门向我道歉并且很后悔自己错过了前面4次课。他坦率地承认一开始是因为我的不断地给他发短信,出于对这位'顽固'老师的无可奈何和同情勉强来上课了。然而一堂课就让他精神振奋起来,像是找到了新的人生目标一样。他的中文水平比较差,但是却按我的要求背出了孙思邈的《大医精诚》,完全超出了我的预期。我原本只是让学生知道中医的大医之道是什么,并不亚于西医的希波克拉底誓言。可是,全班同学却能一字不差地背出了《大医精诚》,这令我十分感动。因为这不仅仅是他们对我的尊重,而是说明我赢得了他们的信任。他们找到了对中医的认同感,让自己的求学求道的信念回归!

张老师:在最后一堂课上,这位翘课的学生对我吐露了自己内心的想法,说出了他为何不来上课的主要原因。他认为自己很不满意环境,甚至无心学习,自己已经是学校老师眼中的 trouble-maker 了。我对他说,你看莲花,虽然它在淤泥中生长,但是长得这么美。说明,环境不会影响你求美、求善、求真、求道的坚韧之心。如果不喜欢不适应学校生活或者老师,也不能什么都放弃。换一个角度,学校提供给你一个平台,给你学习和学位,这些都是学校给予你的,也要怀着客观感恩的角度来看。但是修道是自己的!一番长谈,这个学生的态度转变了很多。

张老师:其实,他们作为异乡人,特别需要有朋友、师长花些心思关注他们的内心,而不仅仅是学习。当理想和现实有差距时,更需要有人开导。这种沟通的力量是非常巨大的!

张老师用"真心"概括了她所认为一个好老师应该具备的最重要的品质。张老师认为老师也存在一个认识自己特点的问题,有些老师专业底子很深,但是表达不出来,这样的老师可能不适合上讲台但适合做科研。有些老师非常有表达的天赋和能力,适合上讲台,就不要一定拼命去搞科研。认识自己的兴趣是什么,适合做什么,才能把教学视为一件愉快幸福的事情!

张老师:作为老师,不得不面临科研的压力。但是,如果你放弃一些对科研成果的追求,你必然会得到另外一些东西,这就是每个人的追求不同。就教学而言,首先要清楚我教这门课的目的是什么?对于我来说,很纯粹,我就是喜欢给学生上课!而且似乎有这方面的天赋!我想分享我的知识和心得。我会用一周的时间为备一次课的课件。那么我图的是什么?我觉得我收获的是无形的财富!

"热爱、因材施教、不怕辛苦!"这是张老师对中医留学生教学感受的概括,"对待每一堂课就像第一次上课一样!"张老师也在不断地积累教学经验。她一直记着一位老教师对她说的一句话:"在上每一堂课前,把课件都背下来。"她牢牢记住了这位老教师的话,每次上课前都把每个课件准备的相当充分。"我的老师曾经跟我说,你用8倍的时间准备一次课,而我用80倍的时间准备一次课。"

张老师:外国学生跟中国学生一样怀着对传统对经典的虔诚之心,他们中的多数是抱着一颗求道之心来学习中医的。所以他们会对实验感到失望,不喜欢导师忙于实验或者就是让他们参与科研。相反,老师在课上越能回归传统就越能引起学生的共鸣。如果让我办一个中医学校,办学理念最主要两点:尊重传统,回归自然。

张老师最后指出要学好中医必须注重四个内容:中医文化、中医经典、接近自然、融入生活。中医的灵魂就是它蕴含的深厚文化、生活方式和人文关怀。如果西医生把希波克拉底誓言作为从医志向,那么中医生就应该把《大医精诚》作为誓言,以成就"天下大医"为信仰。

二、走入生活世界的教育

"什么样的知识是最有价值的?"一直以来教育学家们各执己见。作为英国近代科学教育运动倡导者,斯宾塞的观点最有代表性,他认为科学知识是最有价值的知识。这种观点下,教科书在学校教育活动中拥有至高无上的地位,教育活动成为比较枯燥单调的知识传输过程。所以,美国哲学家和教育家杜威批判过这种以知识为本的教育模式,指出知识不是教育的目的,强调经验的重要性。威廉·伏尔泰进一步把经验与体验划分,指出经验是认识自然界的方式,体验是认识人的精神世界的方式。皮亚杰也指出:"认识起因于主客体之间的相互作用",人的认识通过活动来实现,人的发展也是通过活动来完成。因此,教育要充分开放课程资源,让学生走入生活的世界,在自然、社会中去感知、体验,这才是反映教育的生命意蕴。

中医教育的特点是它不是"实验室医学",中医学知识来自大自然、生活和生产劳动经验积累。如果没有观察过鱼儿在水中游,如何能意会"春脉浮,犹鱼之游在波"? 如果没有观察过各种雨点的特点,如何把握"涩脉,如雨沾沙"的力度? 想要成为好的中医学习者,一定不能是一个只坐在教室或实验室里的科研工作者,应当像韩国女孩Liu和意大利学生M那样,走入生活,融入自然。积极、开放、乐观的性格能让多数留学生在比较短的时间内建立自己的朋友圈,顺利融入当地生活。外国留学生一般都比较喜欢户外运动和郊游,这种方式可以迅速认识更多的中国朋友,同时在大自然的环境中领悟中医之道,特别是在中国人的生活方式和传统习惯中领会中医养生之道。作为学好中医必备要求的语言关也在与当地人日常交流中得到锻炼和提升的。Liu就是一个好例子:在上课之余,她去健身,沿着江边跑步,和中国同学一起郊游、逛街、看电影、吃美食。"我一直要求自己用中文交流,哪怕说错,也不怕,所以中文进步很快,现在出外旅游,别人都以为我是中国人,完全看不出我是外国人。"她一再提到:"我喜欢中国,喜欢杭州,不想离开杭州,我就是觉得自己属于这里的。我有很多朋友,我非常开心。我特别喜欢和人打交道,在医院实习那段时间是最愉快的时光,看着老师与患者愉快地互动,我很想有一天自己也能成为这样一位中医师!"

案例15

M:像中国人一样生活!

M是一位比较成功的中医学习者,也是跨文化交际的成功典范。作为有一定生活阅历的旅居者,M把家庭都带到了中国。他送孩子们进入中文幼儿园和小学,由此成功融入社区生活。学校老师、同学家长,这些都是他们的第一批中国朋友。M自身移民的经历也造就了他性格中对各种生活方式和不同文化的包容性,而且会怀着一种欣赏的眼光去接受当地的风土人情。所以饮食习惯也慢慢发生着变化,第一次去他们家,他们夫妇用意大利餐来招待我,过了半年再去,恰逢端午节,家里大大小小准备了一桌中国传统的端午节食物,俗称"五黄",还有粽子、饺子等。M慢慢有了喝茶的习惯,每周五到杭州花圃跟随一名中国师父学太极拳、练习气功。每周二、四、六到医院跟师侍诊。春节时导师一家邀请M一家一起过春节唱卡拉OK,大家随着音乐翩翩起舞。想起刚来中国学习半年时,我第一次和M谈论未来,他还没有要继续读博士的打算,现在却很坚定地要继续学下去。生活中的顺利融入,让他的学习劲头越来越足。在日常生活的接触中,M越来越理解中国人和中国人的思维方式。这个与R不同。R认为中国人就是没有明确的观点,是与非之间没有鲜明的界限。好像任何观点都附和,就没有自己的判断。而M逐渐领会到这可能就是中国传统文化的特点。他说,"太极也一样,看似柔和,其实却孕育蓄势待发的爆发力。中国人不喜欢对抗的方式,治疗疾病的方式也是如此,不是消灭病毒,而是把弱的扶强,达到力量的平衡,恢复到健康的状态。中国人生活中的态度也是一样的,就如中医思维的特点:不偏不倚,致中和。"

三、形塑中医思维

中西医思维的最大差异体现在两个方面:一是整体观 vs.局部论;二是辨证论治 vs.辨病论治。前者是认识论层面的差异,后者是方法论上的区别。

首先,与西医重视局部、微观世界不同,中医重视整体、宏观世界。中医认为人体就是一个高度精密的有机整体,健康是身心的和谐,是人与自然、社会环境的和谐。中医重视人的情志是影响疾病产生、发展、消退的重要因素。中医不是简单地从认识疾病出发,而是站在宇宙、自然、生命运行规律的宏观视角来看待疾病,因此有人称之为"向内"的思维。如果体会不了这一层,留学生就会陷在"看山是山,看水是水"的微观世界里,不能摆脱西医思维或者称为科学思维的束缚。

其次，"辨证论治"是中医诊治思维的核心。中医"证"的特点在于它是一个综合性的诊断概念。有别于西医的"症状"（syndrome），中医的"证候"不但描述疾病的外在表现，还包括人体系统的生理和病态反应的状态（response state），是疾病处于某个阶段时病因、病性、病位、病势等病理要素的综合诊断概念。要掌握辨证论治方法，就要充分理解中医著名的"黑箱"理论：人体就是一个黑箱，表现在外的"症"是身体内在问题的表征。中医师要"司外揣内"，由表及里，掌握病因和病情的发展变化。同时，"辨证论治"的另一层意思，恰好体现中医个性化治疗的特色。中医认为，表现一样的症状不一定病根一样，同样的病根不一定症状一样，同样的病根和症状也不一定适用同样的治法和方药，因为"人"不同。相反，西医越来越痴迷于精密化的医学仪器，注重微观，不断发现新病毒、新细菌，命名越来越多的"病名"，无条件地追求"确定性"，痴迷于one-size-fits-all的药物和治疗方法解决一类病。很多留学生不能深刻理解"辨证论治"的内涵，仅仅用西医的"症状"的概念理解中医，往往只是从"器""术"的层面掌握中医诊治方法，而思维的改变才是本质的。

正如《易经》所言："形而上者谓之道，形而下者谓之器"，对于留学生而言，能够按照中医传统思维模式思考问题才是真正进了中医学习的门。如何形塑中医思维，与学习者的天赋秉性和生活经历密切相关。我发现，来自东方文化圈的留学生对于整体观的把握比较顺利。S虽然来自欧洲，但是从他第一次接触中医知识，他没有任何冲突感，相反这种思维方式正好符合他对世界和自然运行规律的探求。但是，像S这样的人毕竟是少数。多数留学生在西方文化环境中长大，自然养成的逻辑思维习惯让他们对中医思维感到水土不服，面对"不确定性"手足无措。一定的生活阅历有助于把握中医思维，一般学中医三四年且年龄在30岁以上的留学生能够比较好地领会。20多岁的本科生，没有深入理解到内涵层面，但是，他们愿意接受新事物的能力比较强，比如有些留学生就采取

"到什么山上唱什么歌"的策略,不管原来怎么思考问题的,全部忘记,像一张白纸一样全部接受再慢慢理解体悟,就像画一张水墨山水画,随时间慢慢晕染开来。

案例16

I:学中医就要从忘记西医开始!

I小姐是来自印度尼西亚的留学生,刚刚完成中医硕士学位。I拥有西医临床专业的本科学历。在中国即将完成本科学习的时候,I和家人考虑她未来的职业道路:在澳洲生活的姑姑建议她学习中医,因为中医在澳大利亚很有前景,工作机会较多而且收入高,何况她已经在中国学习了四年临床医学,应该充分利用留学的优势,继续攻读中医,这样就能学贯中西。I接受了家人的建议,来到浙江中医药大学攻读中医学硕士。我和I的交流基本都是英文,因为她的中文实在太差了。作为一门研究二语习得的老师,我甚至觉得在中国生活8年居然只会简单用中文单词和语句实在是有点说不过去。与韩国学生Liu不同,I学习中医的动机和目的是非常现实功利的,她最大的心愿就是顺利拿到文凭,获得澳洲工作的敲门砖。

I:我觉得中文太难了……,我一直上英语班。本科也一样,硕士也是。反正我以后主要生活在英语国家,所以掌握英文更重要!

和其他留学生一样,I一接触中医就感到了迷茫。由于有西医学习背景,I遇到的两种医学思维的冲突是相当明显的,不亚于加拿大西医R。

I:我刚开始接触中医时,天哪! 一点都摸不着头脑,完全无法理解! 因为中医讲授的内容与西医的思路根本就是两回事。我不知道应该怎么办。我甚至觉得自己做了一个错误的决定! 这样的日子大概过了两三个月。后来,我就对自己说完全忘记西医学的东西! 不能总是去想西医怎么讲的,不要从西医中找根据或者与之对比。我让自己以一个空白的状态去接纳中医,最后我发现我学进去了!

I的处理方式恰恰是很多中西医贯通的中医专家曾经探讨过的,如

107

何不让两种思维互相干扰？得出的结论几乎一致：学西医时完全忘记中医，学中医时完全忘记西医，这样就能学得好！在这一点上，I可谓无师自通。

I：中西医是两种不同的方式看世界，西医是微观的、精细的，而中医是宏观的、混沌的。就像我可以用身高、体重描述男朋友，但却不能用多少根头发来说清楚。但是，我的男朋友没有变，我只要哪个更方便更准确地认识他就选哪一种方式好了呀！

由此，我们也看到了年轻的留学生对于新事物会有一种愿意探索、尝试的积极心态，具有更开放、更包容的心态。与I不同，年纪较大的R就要固执很多。他表示经过一年的学习，仍然是难以接受中医的。最本质的原因就是：难以改变用西医的科学方法来证明中医的思维。西医的背景知识和思维方式成为R学习中医的障碍。如果找不到"科学"依据，R就无法停止质疑中医的有效性和科学性。R的言语中反复强调"我是怀着对中医的同情和理解来学习的"，所以他常常以自己来自"先进文化"的立场自居，俯视、审视和批判中医。甚至在博士论文开题答辩中，他面对答辩老师和导师的建议，选择了直接冲撞。

R：我发现中国人有这样的问题：似乎什么都是可以的，没有明确的对与错！那么，究竟你的态度和观点是什么的？让人难以理解！没有证明自己观点应有的力度(power)！

R显然完全没有意识到，中医的思维正是讲求不偏不倚，致中和，这些和中国人的生活哲学是息息相关的。R是无法理解中庸之道了，自然也无法理解中医的"中"字文化。在访谈中，R虽然言语一直很有礼貌，但是不太能够接受别人的观点，更不用说别人对他观点的质疑。

R：我要早点离开这里，中医说服不了我……

他非常直截了当地表达了自己的不满和不想继续学下去的打算。虽然，当初如他自己描述是为了完成一个科研探索的目的来中国学习中医的，但是，面对中西医的差异，他没有表现出研究者的执着精神。

第三节 中医留学生跨文化适应模式

外国留学生学习中医的过程可以用几个关键词概括:消极接受—冲突—积极接受—影响,这几个关键词代表了他们学习中医过程的三个重要阶段。这个变化过程不是直线递进的,而是螺旋上升,其中充满断裂的波段。而在这个学习过程中,留学生对中医的认识和理解也历经了一个逐渐深入和升华的濡化过程,也用三个关键词表示三个递进层次:治病技术—文化内核—生活方式。

一、消极接受

外国人对中医的最初了解多数来自媒体的报道,中医总是会被披上神秘的外衣。中医悠长的历史和其自然疗法属性一直备受西方人所青睐。对于异文化怀有好奇和开放态度的人容易接受中医。但是,这种接受不是主动的过程,其实是一种被动的、消极的,或者是媒体推送给他的印象。在中医药海外学习热的历史上就有这样的典型事件,比如20世纪70年代末因《纽约时报》关于尼克松访华随行医官接受中医针灸阑尾术后镇痛的神奇疗效的报道引发的美国针灸热,这件事情也直接推动了20世纪八九十年代全球中医热和来华学习中医热。在现代媒体高速发展的今天,外国人接触、认识、接受中医的途径越来越多,新闻报道、网络媒体和社交网站可以第一时间让2016年里约奥运会上美国游泳健将菲尔普斯背上的拔罐印引发一场中外中医热论。外国人学习中医的最初动力除了来自外界的这些信息,对于来华求学的年轻本科生而言,特别是来自亚洲国家的留学生比如韩国学生,在进行留学地和专业选择中,受父母、亲友、同学等意见的影响比较大。调查中类似"我的好朋友在中国这个大学学习""我的父母建议我到中国留学""我的朋友认为我学习中医很适合"这样的声音在亚洲学生中比较容易出现,这跟东方文化中重视群体意识有一定联系。欧美学生相对独立,学习中医的最初动力往往是因为好奇、喜欢或者感兴趣。在这个阶段,学习者对中医的接受是一种被动的状态,相应的,他们对于中医的理解也是相对表层的,认为中医是一门历史悠久的东方技艺,一种独特而有效的治病方法。在这一阶段遇到的认知障碍往往也是技术层面的,表现为技术上难以把握。

二、冲突—积极接受

进入第二阶段,外国学生会遭遇到思维、习惯、价值观方面的冲突。随着学习的深入,他们会问道:"什么是中医之道? 道的确切含义是什么?"这个提问本身就是典型的西方式探究问题的思维方式。但是这种探求也说明学习者开始进入主动接受的阶段。中医学强调体悟的"道"学,与西方的科学分析有着根本的区别。中医对"道"的认知是"向内"的,往往以自身的实践和体验为前提的,比如"取象比类""司外揣内"的思维方式。

除此以外,语言是影响外国人中医学习深度的一个重要因素。经由几千年的传承,中医医学典籍和各种文献汗牛充栋,以古汉语形式记载流传下来。即便是对于汉语为母语的中国人而言,也会觉得古文晦涩难懂、高深莫测,何况是对现代汉语一知半解的外国人。中医语言讲求意会,比如中医对脉象的描述:"春脉浮,犹鱼之游在波",这是一种观察性语言,同时传达了一种只可意会不可言传的感官体会。而对于西方人而言,人类语言就是两种:一种是情感语言,重在表现;一种是科学语言,重在认知。而现在,面对将情感语言作为科学语言的表征方式,对于他们而言,真的是束手无策。学习中医的语言困境还体现在语言符号传递的信息可能是超验的,这与东方哲学始终不离自我体悟有关,比如中医学的阴阳观所强调的就是一种"直觉与理性的互补",这种知觉是超越语言和感官的,个性化的体悟难以用精确的概念来定义,这也是构成中医老师在讲解中医概念时往往会力不从心的原因。比如"以左治右，以右治左"（《素问·阴阳应象大论》），如果没有理解和领悟中医的整体观，就会一头雾水。中医学来源于整体观和阴阳五行学说的两大基本理论，是留学生主要的认知障碍。在这个阶段学习者都在根据自己的文化背景和生活经验对于中医学所包含的文化精髓进行着积极地求索和汇通。

三、影　响

攀过技术的山丘，登过中医文化的高山，留学生的中医学习之路也算基本达到目标，但这不是中医教育的终点。教育的成功之处是改变人的生活方式。生活方式是人们长期受一定文化、民族、经济、社会、风俗、规范等影响而形成的一系列生活习惯。正如19世纪英国社会学大师斯宾塞所言："教育为生活做准备"。美国教育家杜威也倡导"生活即教育，教育即生活"。中医教育真正的价值在于影响人的生活方式。对于厌倦了过度工业化、多度医疗的西方人而言，中医回归自然、以人为本的生活理念更加符合他们的价值追求。对于外国学生而言，"走入生活世界"的学习是真正吸引人的，也是他们内心所遭遇到的有异于中国学生最大的"先天劣势"。

四、学习中医的三个境界

留学生学习中医的境界可以根据他们对中医的认知和理解程度大致分为三个层次：初级层次是学习中医的治病技术；中级层次是领会中医的文化内核；高级层次是形成符合中医理论的生活方式。这三个境界就如同有人描述过的对一件事物认识的三种不同程度：第一境界是"看山是山，看水是水"。学习者对于中医的认知就停留在技术层面，《黄帝内经》中用"粗工、下工"来定义这样的初学者。第二境界是"看山不是山，看水不是水"。学习者从表象探求中医学本质，开始体悟、理解中医学知识、技能背后的深厚文化、医道精神，达到"上工"的境界。第三境界是"看山还是山,看水还是水",那就是一切豁然于心的清晰境界,可以成为"圣人、天下师"。

这三个学习中医的不同层次与学习者年龄、阅历、学习时间成正相关。这个结论在研究者设计的关于留学生对中医的认知、态度的问卷结果中得到证明,在对11名研究对象的跟踪调查中获得进一步验证。研究发现:一般而言,本科生,尤其是针灸专业的留学生,经过四五年的学习可以掌握基本的理论与实践技能。而中医思维的形成和对中医文化内核的领悟需要继续两三年的培养周期,这个过程的时间长短与学习者的个人悟性密切相关。研究生对于中医医术与医道的理解普遍要比本科生深刻得多。这说明,要从文化内核上理解和把握中医精髓需要6~8年的学习周期。但是,如果要达到第三境界,留学生不仅需要6~8年的学习时间,还要有良好的中文阅读与书写能力,有较高的跨文化生活能力。最重要的一点是,研究者发现,像M和S这样成功的中医学习者,他们已经超越对中医技术与文化的认同,而使其成为一种人生哲学,不亚于宗教信仰。比如S坚持像古代医家一样,每天同一时间练功、打坐、研读典籍,上山采草药、聆听大自然的各种声音,让身心不断与自然对话。

这个"比中国人还中国!"的留学生有这样一段对中医的理解:中医不是单纯的医学。如果你只是从治病的角度看待它,那说明你还没有真正认识它,那太可惜了!你一旦认识它,你必然发自内心地热爱它、崇尚它,就像中国人说的"缘分"……就意味着你开始用不同的思维看世界、看宇宙、看你自己。我曾经是生物学硕士,我接触最多的就是微观的世界,可是,我却又喜欢想一些"无用"的东西,这让我常常会从对一草一木的思考中走神。我想一定有另外一种认知世界的方式存在。直到中医的"阴阳理论"让我一下子站在宇宙最高点来俯瞰世界。不同于我曾经常常陷身在微观的世界里,会好奇但又惧怕无法预知的未来究竟是怎样的,没有规律,很多东西没法得到解释。而如今,我内心如此平静,我可以控制我的身心,因为我知道自然的规律和生命的规律。中医是成熟的科学,是成熟的文化！

至于我问他学好中医的秘诀是什么这个问题,S说他要总结一下,后来发来一条长长的短信,可以概括为五点成功学习者的经验:

要学好中医,一要热爱,发自内心地热爱。二要学好中文,能够阅读古籍,否则你无法很好地理解领会中医内在的东西。三要跟大师学习,与真正的高手交流学习。四要抛开一切原有的思维方式,用中医之眼看世界。五要学会生活,练功、打坐都要坚持！

五、小　结

"云深不知处,只在此山中。"留学生讲述了自己学习中医的故事:困惑、迷茫伴随求索、坚持,在这个精彩的跨文化学习经历中,不知不觉中他们已经触及到教育中很多重要的概念。从他们所遭遇的认知障碍、学习策略、适应模式中我们也许可以找到教师、学校、社会所能提供给他们的一些学习辅助。透过学习者的眼睛发现中医教育走向国际过程中的障碍以及实现路径。值得注意的是,中医学知识的本源就来自于几千年老百姓生活经验的累积和临床的反复实践验证。因此,中医的学习过程应当是诗意的、生活化的,并指向自然、传统和美好生活,让学医者的境界超越"术"与"器"的局限,追求"道"的境界。

第六章

学习中医让我收获了什么？

　　古希腊先哲苏格拉底曾说过,教育不是灌输知识而是点燃心火。心火就是对未知事物的一切好奇和探求之心。雅思贝尔斯也说过:"教育的作用在于唤醒人所未能意识到的一切。"教育的任务不是灌输知识而是激发、唤起人们对异事物的好奇心,去丰富异事物,而不至于把它归结到纯粹而肤浅的知识中去。这是面对他异事物的先决条件,我们应该去丰富他异事物,而不是减损它。教育最主要的任务是提高人们对未知事物的兴趣,并发展学习方法。在本章里,围绕"中医教育给了我什么?"这个核心问题,以留学生的视角来探讨来华学习中医的经历让他们收获了什么？改变了什么？基于面上的问卷调查结果和个案分析，以学习者自述的方式呈现。

第一节　中医专业留学生在华学习收获的调查

我对浙江中医药大学56名中医学、针灸学专业的留学生做了一次有关在华学习收获的问卷调查，涉及中文流利程度、专业知识更新、中医临床技能提高、中医核心价值理解、中医领域最新发展、学术科研能力、从医信念、国际学术交流能力、社交能力和理解中国社会和人等十个方面。留学生对于学习收获的评价结果统计情况如表6-1所示。

表6-1　留学生在华学习收获的评价调查

代码	内容	很满意	满意	一般	不满意	很不满意
1	坚定从医信念	26%	34%	21%	13%	6%
2	理解中国社会和人	17%	55%	9%	11%	8%
3	提升中文语言能力	17%	35%	21%	23%	4%
4	更新专业领域知识	13%	30%	23%	30%	4%
5	提升中医学术研究能力	13%	17%	45%	19%	6%
6	紧跟中医创新发展	11%	26%	28%	26%	9%
7	提高社交能力	9%	47%	23%	13%	6%
8	提高国际交流能力	9%	34%	32%	15%	9%
9	提升中医临床技能	9%	28%	28%	24%	11%
10	理解中医核心文化价值	9%	19%	30%	28%	9%

首先，留学生对于在华学习中医有着坚定的从医信念，在提高专业领域的国际学术交流能力、提高社交能力、理解中国社会和人这几个方面的满意度是比较高的。其次，对于不同文化群体的留学生学习收获的对比调查发现，欧美国家的学生感到来华学习中医对中文流利程度、理解中医核心价值、理解中国社会和人这三方面提高得最明显，感觉提高不是很大的是非洲学生。来自欧美国家的留学生有更多的机会参与中

国学生的一些活动,并且能在活动中了解更多的对中国文化习俗。因为中国学生热衷于提高英语,所以欧美国家的留学生相对非洲学生(非英语国家)有更多的机会结交到中国朋友、参加中国人的各种活动。而且,来自欧美国家的学生比较开放,喜欢接触新鲜事物,中医文化价值,给他们比较大冲击的同时又深深吸引着他们去探究。

在社会交往方面,韩国学生认为收获较大,非洲学生认为最少。中国和韩国是近邻,且中医及其文化在亚洲的传播历史悠久,所以对韩国留学生文化差异所带来的冲击感不及欧美学生强烈。但是,在社交能力方面,日韩学生也像中国学生一样相对慢热,不如欧美留学生主动,经常与本国的留学生交往。和中国人的友好交往和美好感受,让韩国留学生感到自己的社交能力有了很大的提高。与之相比,与中国学生、中国人接触较少的非洲学生就显得比较孤独,有些学生反映不喜欢一些中国人盯着他们看,觉得不太礼貌甚至不友善。但是,非洲留学生很多能歌善舞,又或者是体育健将,在学校文艺活动和运动会上表现出色,也赢得了中国学生的友谊。总体而言,非洲留学生感到社交能力提高不大。

令我有点吃惊的是留学生对“坚定从医信念”的满意度结果。目前在中国获得的中医学位在很多国家得不到互认,中医的合法地位在多数国家还没有得到承认,在这样的背景下,居然仍有57%的留学生对从医信仰这一项表示满意或很满意,21%表示一般,这是令人感到振奋的。在随后的访谈中,留学生们也表示对中医在未来世界医学地位的强烈信心,认为西医的模式无法再自我拯救,只有强调天人合一的中医才能让人回归到自然,达到身心的和谐,实现健康的终极目的。也有一些留学生表示对中医地位的担忧,同时困惑中国人为何有那么多人选择西医而排斥中医。

留学生表示即使现在无法凭借在中国获得的学位在本国行医,但是中医养生保健知识可以渗透到生活的各个方面,影响亲人、朋友,当人们得到了实际的健康效益就会相信中医,越多的人理解、接受、信任中医就可以推动政府立法，可以推广中医在本国的发展。留学生对于中医师这份职业价值的认同和坚定从医的信念是中医教育的成果，说明教育真正植入了人心。

第二节　身体的觉醒：中医教育改变思维方式

M在回答为什么要学习中医时，说到："中医让我认识自己的身体，让我知道我的身体是我的！"

M的回答让我吃惊了一下。他说："我的身体是我的！"这不仅是对身体与疾病关系的认知，而是对自己身体权力的主张。M厌倦的可能是西医把身体"物化"的一面完全抽离出来他，感知自己就是一堆零件需要修修补补。而在中医面前，他恢复了人的感受，身体与他是合一的。M的思考触及了中西医学对医病关系的不同认识，而这个差异不仅是医学的差异，而且有其社会文化属性。

科学主义引导下的西医让我们异化为一堆零件，福柯曾在《规训与惩罚》中有过这样一段描绘："不是把人体当做似乎是不可分割的整体对待，而是'零敲碎打'地分别处理，对它施加微妙的强制，从机制上、运动、姿势、态度、速度上来掌握它。"西医教育体制下培养的模式不就是一个"规定了人们如何控制其他人的肉体，通过所选择的技术，按照预定的速度和效果，使后者不仅在做什么方面，而且在怎么做方面都符合前者的愿望，这样的纪律就制造出了驯服的、训练有素的肉体"。医生是"标准医生"，而现代医生用同样的手段驯化出现代医学语境下的"合格患者"。福柯把这种规训体质下的人称作"被驯服的，训练有素"的肉体，因为他们在获得某些才能、技巧的同时，丧失了他们所应该有的主导能力。在长期的"规训"下，他们自觉地并习惯地去遵守那些纪律和规范，这些纪律和规范已经成为了他们生活中自然而然的东西，而非一种压迫。

　　然而,M不是现代医学的一个"合格患者",当他还是一个患者身份时,身体首先提出了反抗,"我感到不舒服""我感到自己就是一个破了的东西""我的医生给我开了一堆药,给了我一堆数据,却没有告诉我怎么了"……M打算不做西医手下那个被驯服的肉体,有一天他偶然来到了一家中医诊所。当中医师用古老的方法给他诊治,M仿佛感到照射他脑洞的那一道光。这位中医师把三个手指轻轻搭在M的手腕,凝神聚气继而像朋友家常一样问询是否睡得好? 工作压力大不大? 再让他张开嘴,看看他的舌头,继续问一些问题。中医医生好像在带领M一起探访一个无比亲密又陌生的老朋友——患者自己的身体。这个过程让M感到新鲜又欣喜,他第一次发现自己的身体是如此灵敏,而不是一具默默无声的、供医生缝缝补补、拆拆洗洗的机器部件。

　　M对身体的权力主张折射了中西医不同文化背景下对医患关系的认知。根据中医的传统理论,健康不仅依赖环境和基因,也与生活方式、情志相关。这个理念下的患者角色完全区别于西医理念下的患者角色。中医认为患者对自己的健康承担首要责任,因为人体具有自我修复能力,作为医者,就是用各种方式比如针灸、推拿、草药来推动患者恢复到身心内部和外部的和谐平衡状态,从而达到健康。一个中医会用建设性的语言描述身体的平衡性被破坏,我们重新来新建一个平衡,给予患者希望。这也是我们思考为何医患关系如此紧张的中国医疗环境下,与中医相关的医患纠纷罕见的一个视角,也是窥看中医医病关系的文化性对于现代医学教育的指导意义。

第三节　修炼求道:中医教育塑造人生境界

　　与其他留学生相比,S有些与众不同,不仅是他极其熟练的中文,更重要的是他对中医古籍的痴迷研究。他告诉我他基本不看明代之后的中医典籍，因为他认为后世医家都是对前人的发扬，而要掌握本质和精华就是要看最古老的典籍，比如《黄帝内经》《伤寒杂病论》。

在中国生活8年，学习中医6年，S认为中医对他改变最大的地方就是对生命的看法，他把学医的经历称为"求道""修炼"，业余时间，他效仿中国古代医者的做法，坚持到山上练习气功。学习中医已经是他的人生境界和生活方式。他理想的愿景就是《黄帝内经》里所描述的修炼成"真人"。

被后世称为医家之宗的《黄帝内经》第一篇就开宗明义地描述了"道""修炼"可能达到的不同境界。《素问·上古天真论篇第一》认为，上古之人离道未远，都知"道"、尊"道"、循"道"而行，因此可以"行与神俱"，形神相守，不病不夭，"终其天年"。加之"上古圣人之教"，让人们知道"恬淡虚无，真气从之，精神内守，病安从来"的道理，懂得"志闲而少欲，心安而不惧""高下不相慕"，最后要达到"嗜欲不能劳其目，邪不能惑其心"的境地，这样就"合于道"了。求道的最高境界是称为"真人"，可以使生命没有终极；其次是"至人"，可以通过修炼延年益寿，仍有希望继续修成"真人"；接下来就是"圣人""贤人"，可以修身养性，利济群生，治病救人。

当一个外国人用比较流利的中文对这一段古文进行介绍和解读时，作为听众和一个研究中医教育的人而言还是有不小的震惊的。即使在中国的研究生中，也很少有人能够这样细致地去研究《黄帝内经》，去品读古代求道者、修行者、医者对于医道精神的解读，更不用说将其化为自己学医的强大精神动力，成为自己的价值标杆和生活方式。S来华前只是对中国的道家思想、阴阳理论感兴趣，6年的中医学习让他对人生、对世界的哲学思考有了落地之处，化为"修身""修炼"的具体行动。

"心中有道，这是我在中国学习中医最大收获！我眼中的一花一木已经不是从前的一花一木。西医的文化是一种幼稚的文化，他们批判中医不科学，那只是因为他们还没有到更高的发展层次，而中医对世界的认识,对疾病和健康的认识是成熟的,超前的。必须坚信这一点!"S用一段掷地有声的评论结束了访谈。

S代表了一类来华学习中医的留学生,他们热爱中国传统文化,有着极高的语言天赋和悟性。学习中医对他们而言不是掌握一门技艺那么简单,而是另一种看世界的方式。他们为当下不断迷失在西医培养范式下的中医教育提供了一种救赎之路:中医的医道精神。

中医教育应当倡导和传递怎样的"医道"或者说是医者境界呢?

"道"是医者的最高境界。何谓"道"?《黄帝内经》认为,掌握医道之人,必然通晓天、地、人三才之道。而医道之根本在于阴阳,掌握阴阳理论之道,即通万物变化运动之规律,才能从根本上掌握医学知识的精髓。可见,"道"不仅是古代医者的价值追求,也是对医学人才规格的统领性要求,是评价"上工""圣人""天下师"的首要标准,是医学人才培养的"魂"之所在。

《黄帝内经》以非凡的东方智慧,用一个"道"字统领了古代中国医学的价值取向,也指明医学教育的目的是培养"德术兼备"的医学人才,实现救世济人的社会功能和个人价值。后世大医唐代孙思邈正是继承了这一思想,用"大医精诚"四个字高度准确地概括了医学人才标准:具备精湛的医术和高尚的医德方能成为大医。中西方古代医学教育在这一点上的认识具有相通性,被誉为"西方医学之父"的古希腊医学家希波克拉底有过一个著名的公式:医学=美德+技艺,指出了医学教育"德"与"技"两个层面的目标定位。在医学技术高度发达的今天,科学性和人文性是医学不可或缺的价值向度,而医学教育不仅是授之于"术",而且要授之于"道",只有精通医道和医理之人,才可能在"术"和"技"的层面达到真正的高水平。

中国古代医学教育"德术兼备"的人才培养目标对于今天的中医教育规范仍然具有指导意义。古今对照,古代医学教育家早已提出了与现代医学教育所倡导"知识—能力—素养"三位一体的人才培养规格一致的理念。以《黄帝内经》为代表的中国古代医学教育思想提出了合格医学人才的几点要求。

首先,具有扎实的理论知识。《黄帝内经》多次强调基础理论知识是"上工"的基本条件,也是区分"上工"和"下工""粗工"的分界线。以十二经脉理论为例,认为置之皮毛、浅尝辄止的粗劣学医者觉得十二经脉理论很简单,而真正医术高明的医生知道参悟其中奥妙是不容易的事。对于医学知识只知其一不知其二、知其然而不知其所以然的人,是没有资格从事医生这个职业的。

其次,具备过硬的临床技能(包括处理医患关系的能力)。《黄帝内经》指出医者要掌握全面的临床诊断技术,能够综合望、闻、问、切等多种诊断方法获得临床信息,理性分析发病机制,给出正确的诊断。所谓"上工十全九",是指掌握全面诊断方法、医术精湛的医生能够使疾病的治愈率高达九成。除了培养学医者过硬的临床技能外,《黄帝内经》中重视对医患关系的认知,表明了患者在医疗活动中的中心地位和医患合作治愈疾病的必要性。

再次,具有高度的职业素养。医者要敬畏生命,对患者怀有慈悯之心,因为人的生命是最宝贵的。医者仁心,要对患者的病痛感同身受,并加以开导劝慰。医者还要有认真负责的工作态度和严谨的工作作风,比如医生在针刺候气守气时,要注意力高度集中,就像面临万丈深渊,小心谨慎,又好像手中捉着猛虎那样坚定有力、全神贯注、心无旁骛。

可见,自《黄帝内经》时代以来,中医教育观所体现的"知识—能力—素养"三位一体的医学人才培养要求,即使在当下全球化的语境下与医学人才全球标准相比,仍然闪耀着智慧的光芒,只是被赋予了新的时代特征和内涵。20世纪90年代末以来,医学教育不断走向标准化、国际化,医学人才全球标准的出台为现代医学教育提出了共同的人才培养纲领。

可见,自古以来传统的中医教育所倡导的"德术兼备"的教育规范和"知识—能力—素养"三位一体的专业化人才培养要求是非常符合21世

纪现代医学教育的人才观的,它对当下中医教育改革和国际化发展目标
所起到的积极作用可以用1993年英国爱丁堡世界医学教育高峰会议上
的一段话来形象概括:"要把21世纪的医学生努力培养成为交流专家,有
判断力的思想家,主动的终身学习者,信息专家,经济学、社会学、人类
学、流行病学和行为医学的应用者与初级保健的提供者。"

第四节　脱胎换骨中医教育改变生活方式

中医教育可以让人"脱胎换骨",改变生活方式,获得新的自我认知。
这些变化常常带着一些符号特点或者仪式感。

在一年半的时间里我看到了这个小细节在他们身上发生的一些变
化。第一次见M的时候在我的办公室,我拿出了很多种饮料让他选择,
他选了咖啡。我问了他是否习惯喝茶,他说不习惯。之后,我作为朋友
到他们家里坐客,他用咖啡招待我,我注意了一下家里也没有任何与茶
相关的物品。在之后的几个月里,我们保持着短信或邮件的联系,有时
会约在校园餐厅共进午餐,短暂交流。一次,他兴奋地告诉我,他正在跟
着一个太极拳师父学习太极拳,每周五都要去杭州花圃练习。两个月
后,他第四个孩子一百天,我受邀到他家里坐客,我惊喜地发现:他家里
客厅的茶几上摆着一套茶具和各种茶罐,有红茶、绿茶、白茶,甚至还有
普洱茶。茶几旁边立着一个大木桩,是练习永春拳的架子,我在电影《叶
问》里见过。M非常骄傲地告诉我这是今年圣诞收到的大礼,是教他太极
拳的师父送给他的,最珍贵的是中间这个树桩是整个树干,找到这样的
木头很难得。我问他有没有经常练习,他说坚持每天练。他问我要喝什
么茶?我反问他什么时候开始喜欢喝茶的,他说自己也不清楚怎么会爱
上喝茶,一切都在悄悄地发生改变,有时我自己都不知道,M用一个夸张
(amazing)的表情来回答这个问题。M的中文水平也有了很大进步。在
我们谈话间,邻居来敲门,送来了孩子白天的贺礼,M已经拥有小区里的

一群粉丝，他们称他"洋中医"。M用中文说："我觉得我现在越来越像个中国人啦！"

中国人喜欢喝茶就如同中国人喜欢喝开水，这也已经成为一种身份符号。即使是在外留学生活多年的中国人，这个生活习惯也许没有办法改变。相反，外国人特别是欧美留学生习惯喝凉水甚至冰水，到了中国也不容易改变。但是，在学习中医的留学生身上，这一细节上的改变是很迅速的，而且他们愿意让中国朋友看到自己的改变。这里有中医养生文化对他们的直接影响，也是他们自己要积极得到身份认同的一种途径。

从文化认同的角度来看，来自世界各地的中医学习者在这里相聚一堂，带着多重的文化身份：在中国人眼里，这些老外留学生是外来的"陌生人"（stranger），也是来去自由的"潜在漫游者"（potential wanderer）。对于留学生自己的国家而言，他们是在中国游历，并带有某种东方视角的"边缘人"（marginal man）。在不同国家的留学生们彼此的眼里，大家都是从四面八方汇聚此地的"旅居者"（sojourner）。这些跨文化环境中产生的多重文化身份，有些带给他们不同程度的文化焦虑，产生冲突、困惑与茫然，有些反而造就了新的思维方式和文化价值观，变得更加包容、开放、和谐共生。而这种对立冲突的双方相生相克，最后达到平衡、和谐的状态正是中医思想里"阴平阳秘"的理想状态。这种理想状态就是中医全部理论的根基和精髓。

这是中医教育独一无二的特点和优势，所谓"大象无形"，医学哲学的智慧中融合了多元文化的宽阔视域，让这些来自异文化的求学者们并没有和客居地社区和文化保持疏离，也没有在彼此之间划出泾渭分明的文化界限，而是在理解医学理念和社会生活中达到同步和一致，完成了身份的重塑。

第五节 信仰守望者:中医教育坚定从医救民理想

　　D成长在刚果一个中产阶级的家庭,家里两个姐姐分别在欧洲和北美洲留学,而作为唯一的儿子,他接受父亲的建议来中国学习中医。如果学成回国,他可能成为当地第一个中医师。这个第一也许会给他带去很高的经济利益,但是D的目标不是赚钱,"如果为了获得高的社会地位和经济利益,我应该选择学习西医,我的家庭完全可以支持我到美国学习西医"。D选择来华学习中医的目的很明确:他的很多同胞很穷,但是西医太贵,有病没有得到救治,所以备受疾病的折磨,人均寿命较短。而他听说,中医治疗的成本要低很多,更重要的是中医强调"治未病",就是在日常的生活保健中达到预防疾病的目的。D告诉我,在家里时,他的父亲从小告诉他们养成良好的卫生习惯,但是他们当地的很多孩子都不讲卫生,甚至有些地方根本没有干净的饮用水。他选择的本科专业是公共卫生,他发现要改变他周围人的健康状况,必须找到一种合适的医疗方式,而刚果的医学教育比较落后,没有形成体系,中医教育缺乏。

　　在中国学习的一年时间里,D去的最多的地方是学校图书馆,他说自己从来不会浪费时间在玩上面。D的母语不是英语,所以英语授课的中医课程对他而言也有点困难,而能用英语将中医理论课讲得深入浅出的中国老师也是不多,这样对于D而言,学习中医是一次古人与现代人的对话,同时是第二语言和第三语言的对话,于是他认认真真做笔记,课后请教老师,查阅资料。在接受我第一次访谈前,他刚刚拿着厚厚的笔记本从图书馆敢回来。第二次访谈时,D拎着一袋菠萝,邀请我一起吃,他说这是他来中国后觉得最好吃的水果,每天都要吃,他还拿出自己写硕士论文要用的资料,询问我的意见。在之后的日子里,总能不间断地收到他发来的微信,有一些是他和中国孩子玩耍的照片,他告诉我自己跟着中国同学来到中国的山区农村"医疗下乡"，那里的人们很友好，孩子们刚开始盯着他看，后来他主动和他们玩耍，就没有任何陌生感了。他说，中国的农村和山区条件这么好。有一段时间，D跟着中国老师去野外采草药，老师们告诉他这些植物的药效，他发来一张捧着何首乌的照片，告诉我在他的故乡，有很多很多植物，可是却没有像中药一样早在几千年前就用来治病，为此他感到遗憾。在这次见面中，D跟我讲起了神农尝百草的故事，可能是那次野外跟随采草药的经历，让他知道了李时珍的故事，他很受鼓舞，说自己在学习之余会去校园里李时珍的塑像面前待一会，他觉得李时珍太伟大了。条件那么苦的情况下，李时珍为了自己的医学信仰坚持不懈，他觉得自己找到了偶像，他更加坚定了自己的梦想：成为一名中医师，帮助更多的非洲人民！

非洲留学生D医学信仰的养成固然离不开他的家庭教育，但是在华接受中医教育后让他这种帮助同胞的情怀得到了升华。这种从医信仰的养成与传统中医医业传承所强调的"利济群生"的从医理想是一致的，突显了行医之道济世救民的社会价值取向。这个过程中不仅有乡村文化和校园文化的濡养，有老师的言传身教，有同伴群体的帮助，更有中医经典著作和人物的综合影响。中医教育自古以来非常重视学医的社会功能，比如在《黄帝内经》中就有这样一段话。

帝曰：夫子之言，上终天气，下毕地纪，可谓悉矣。余愿闻而藏之，上以治民，下以治身，使百姓昭著，上下和亲，德泽下流，子孙无忧，传之后世，无有终时，可得闻乎？

——《素问·天元纪大论篇第六十六》

这段话表达了中国古代君王和医学教育家对医学教育的社会功能的认知：治民、治身、传后世，即政治上有利于定国安邦，个体发展上有利于健全国民体魄，文化上有利于继承发扬医道、医德，福泽后世，奠定了自唐代大医孙思邈以来中国古代医家对"上医医国,中医医人,下医医病"的人格价值追求基础。

医能"治民",从医者个体而言,"上医治国""不为良相,则为良医"都是古代医家人格价值追求的坐标。治病与治国,医学与政治,总有某种深层相关性。正如19世纪德国流行病学家鲁道夫·维尔肖(Rudolf Virchow)所说:"医学就是政治,政治不过是更大的医学。"西方医史学家西格里斯特也曾经在其著作《亨利·西格里斯特论医学史》中深刻指出:"医学的目的是社会的。医学经常用到科学的方法,但其最终目的仍然是社会的。"医学教育必然承担促进社会发展的功能。

医能"治身",东汉名医张仲景在《伤寒杂病论》中提到医学可用来"保身长全,以养其生",指出医学最直接的功能就是保身养生、济世救人。在今天它就是一种以服务社会为宗旨的务实观念,也是把服务社会与实现医生个人价值相统一的价值追求。而这种"服务社会"的理念更强调了现代医学的社会性、人本性特征,实际上就是把疾病和对其诊疗的过程不仅当作一种封闭的医疗技术活动,而是看作与社会环境相互作用的结果。在市场经济时代,医学行为不应该沦为一种"消费行为",医学教育应当以培养促进人类健康、造福人类的医学人才为己任。

医要"传后世",医业的继承和发展是医学教育的历史使命,也是每一位从医者、学医者的责任。如何传承、创新中医医学、医术、医道及其核心文化价值是当代中医教育的神圣使命。从远古时代到近代之前,中医是确保中华民族繁衍生息、融入百姓身体血液的医学。近代中医的百年嬗变恰似一面巨大的文化透镜,折射出中华民族近代兴衰史。如今,中医及其核心价值观、医学模式、思维方式等是体现我国综合国力、国家竞争力的重要因素。作为中华民族的国家文化符号之一,中医文化是国家文化软实力的重要组成部分。因此,现代中医教育不仅要培养具有继承医道医术的医者,更要致力于传承和创新中华民族医学的大业。

"我学到了什么?"这个对于学习结果的评价是对"我为什么要学?"

这个学习起点问题的回应。外国留学生个人对于学习收获的评价标准基于其他对学习结果的期待,也包含着深刻的自我反思。传统中医看病,讲求患者自感,尊重患者对于病情诊治和疗效的中心地位和主导权。中医教育得失评价也应该立足在学习者自我评价上。中医学的独特魅力在于"大象无形",那么,中医教育的成功之处应当在于如何把中医学的独特魅力于"无形"之中传递到外国学习者的身心之中,唤醒学习者身上每一个灵敏的感官,让中医教与学的过程充满诗意、生活、自然、传统。

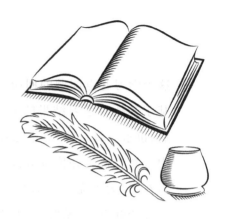

第七章

中医教育缺失了什么?

透过外国留学生"他者的眼光"这一面镜子,我们更好地发现、认识和审视自己。从学习者的角度去发现中医国际教育的得失,从而去正视我们教育中缺乏的东西。

第一节　人的缺失

中医对外教育中"人的缺失"现象严重。中医学是讲究千人千方的,这一点不同于西医的"one size fits all"的治疗模式。因此,个性化治疗和自然疗法是中医学生命力所在,也是吸引外国学生慕名学习中医的重要因素。如果把中医教育比作治病救人，那么中医对外教育缺少了对患者（即学习者）的个体诊断和需求分析。

每一个学习者都是一个历史的和动态的主观实体，中医学区别于西医的最大不同在于个体的"体悟"，强调客观知识与主体主观感受之间的联想和互动。一样的背景环境和一样的知识对于不同的人而言具有部分相同和部分不同的意义，特别是跨文化背景下，学习主体充满了内在矛盾和紧张。这些矛盾和紧张体现着学习主体与身处的环境，包括文化、社会、时代之间复杂多样的互动关系。而在现实教育实践中，我们并没有区分学习者的文化背景及其医学基础，也没有充分了解他们内心的矛盾与紧张，总是以"一刀切"的模式安排课程和管理留学生生活。直接抽去了背景环境的历史、文化、社会意义，把学习者抽象成化为一个个"箱子"，似乎可以往里面装进任何东西，实际上，这正是中医对外教育的误区所在。

另一方面，由于国内中医教育国际招生的门槛相对较低，对于留学生个体学习需求几乎没有做任何的调查分析和区分。在与留学生访谈和日常交流中发现，不同年龄段与不同行业的留学生学习中医的需求是不同的。对于来华就读本科的应届毕业生而言，把中医学作为今后从业方向的人居多。对于已经是西医从业人员的留学生而言，主要目的是希望把中医药方融合进西医医疗救治工作中。对于一些养生从业者而言，希望深入学习中医养生理念与疗法，以满足境外市场需求。另外，有极少部分留学生是因为有中医求诊经历，希望通过学习中医为自己与亲友的健康提供保障。学习者个体的学习基础和学习需求相差较大，是造成学习目标不一致的原因，同时也是学校制定人才培养目标和学科定位所忽视的地方。

自古以来，中医教育是非常讲究因材施教和个性化教学的。"各得其人，任之其能"是传统医学教育选才标准和个性化教学原则，即要求老师必须根据学习者的天赋、能力、志趣和学习特点，进行分类教学和指导。

而学习者要很有长的时间跟着老师侍诊,即现代教育意义上的"床边教学",临床示教。以针灸教学为例,带教老师甚至要口传心授各种针法要诀。但是,在留学生教育中,也许由于语言的障碍或者情感交流的稀疏,外国学生很少有机会得到细致的、个别化的指导。M是留学生群体中相对比较幸运的,因为他的导师精通英语,同时具有现代神经医学博士,又是针灸学博士,在和M的教学中非常讲究中西贯通,同时给予了M很多临床实践机会。也善于维护整个师门的关系融洽,在生活中给M一家很多关怀。某种意义上讲,这种个性化培养方式极大地激发了M的学习动力和潜能。

第二节　传统的迷失

X在美国加州中医药大学学习了两年的针灸,为了获得他心目中"原汁原味"的中医知识和技艺,带着一种几乎朝拜的心情和憧憬来到中国学习针灸。他希望不仅学习针灸,还能够广泛涉猎中草药、中医基本理论等各方面的相关知识。他希望在针灸的发源国充分汲取养料。三个月后,他激动地告诉我,在这里遇到了很多大师,老师们的手法和技术真是太好了,他对针法的领会很快,手上功夫也进步很快。在美国访学期间我也到了他的母校进行了一些参观调研活动,对美国中医药学校的教学有了了解。X正好也开始了在医院的见习,一见面就跟我探讨:为什么中国的学生不读典籍?为什么中国的中医师要看西医化验单再来做诊断?为什么他们可以用西医处方,而且似乎更喜欢用西药?他说这些问题他也问过自己的老师。老师的回答大致是这样的:完全按照古代或者传统的方法来看现代疾病是有局限的。一名现代的中医师,应当融合中西古今,既要借助现代医学技术看化验单、用西药,也要运用中医传统知识和技术,这才是创新地继承。这段话后来我从他老师那里得到了确认,代表了中医现代化怎么走这个问题的一种答案:中西医结合。而对于X而言,他认为中医之所以区别于中医就在于它的独特性,如果中医失去了"中"的特色,那么它还是中医吗? 在美国,对中医师的从业要求是很明确的,必须也只能使用中医或者中草药的手段,中医师是没有权限使用西医处方的。而在美国的中医院校,学校对于中医经典理论是非常重视的,学生对于中医典籍的理解甚至高于国内学生。X有点无可奈何地发出一声感慨:"我来中国就想学习纯正的、原汁原味的中医,但是我发现纯正的中医可能不在了!"

X的感慨其实是留学生对于目前中医教育传统特色缺失感到不满意的一个缩影。这种缺失最明显地体现在以下几个方面。

一、课程设置缺失传统中医特色

无论针对本国学生的教育还是留学生教育,国内的中医教育可能存在一个通病:中医西医化。体现在课程设置就是中西医课程比例不当,教学内容中医学比例不足。由于各国卫生政策法规的差异,各国对中医执业要求的规定也有所不同。在大多数的国家、地区,中医执业者必须走"纯中医"的道路,即要求中医师使用传统中医治疗方法,不可从事与西医相关的活动,如西药处方、实验室检查等。但是,在医疗科技飞速发展的今天,现代化的检查手段普遍应用于临床,西医、西药在各国医疗环境中仍占据主导地位。因此,如何在中医教育的主场,合理设置西医类课程,保证通才教育的同时使学生在执业中不被动,是国内中医教育应当攻克的难点。

二、教学内容忽视中医经典理论

中医学经典理论专著是中医学的精髓和宝库。2011年6月1日,国家中医药管理局、国家档案局在京联合发布:我国两部中医药典籍《黄帝内经》和《本草纲目》入选联合国教科文组织的《世界记忆名录》，这是中国中医药典籍进入世界文献遗产保护工程的一项重要成果，对于弘扬中医文化，推动中华优秀传统文化走向世界具有重要意义。这部被后世称为"医家之宗"的《黄帝内经》，不仅确立了中医学独特的理论体系，成为中医学发展的理论基础和思想源泉，而且蕴含着极其丰富的医学教育思想，构筑了中医学教育的理论体系和思想宝库。甚至奠定了其后东亚各国传统医学起源与发展的基础，也指导着中医学理论的传承与发展。

目前来华学习中医的留学生以学针灸专业为主，不仅因为针灸在国外的传播时间最久，而且针灸的疗效也得到了西医界承认和支持。对于学习者个体而言，针灸学作为一门医疗技术相对容易理解和掌握。但是，针灸学背后的理论根源仍然是中医学经典理论，如果只是熟记各个穴位和经络的走向功能和手法，而不是从根本上去理解，无异于粗陋的技术工人，未来也只能是"伪中医"。留学生由于文化背景、生活环境、生活方式、思维方式的差异，加上语言障碍，他们普遍认为中医理论深奥难懂。如何开展中医经典课程的教学活动，既有助于夯实理论基础，又能有效指导临床实践，是中医文化教育的难点。

三、学校文化缺少传统仪式感

留学生身上被赋予多重文化身份，在差异文化的种种冲突下，脑袋里会时常翻滚着一些问题，诸如"我是谁""从哪里来""为什么来""到哪里去"等等。大学的美妙之处在于她所蕴含的文化会在潜移默化之中告诉学生这些问题的答案，并以柔和的方式告诉留学生"你就是中国"。从显性的课程设置，到隐性的古代院落式的校园建筑、"求本远志"的校训、中药百草园、李时珍塑像、中医药博物馆……一草一木都在影响着身处其中的留学生们。然而，在这润物无声的教育中，似乎忘了一些重要的传统仪式。比如在现代学校教育中，开学典礼、毕业典礼作为两大公开的制度仪式备受学校重视，常常被赋予浓墨重彩，因为正是通过这个隆重绚丽的舞台把学校的教育传统、文化传统、精神内涵呈现给观众,最有效地增强师生与学校的纽带,从而获得文化认同和归属感。而对于留学生而言,由于报到时间的不同,往往会错过学校的开学典礼,毕业离校之际又可能在匆忙回国中错过毕业典礼。学校也通常不会关注到这个小群体。除了这两个重要的仪式,传统的中医入门拜师礼、毕业出师从业仪式都应当作为中医传统文化教育的独特手段。在传统仪式里,针灸从业者或者学徒会参加拜祭行业先祖的传统,比如浙江本地的中医院校和中医院会举行祭拜仪式纪念明代浙江针灸大师杨继洲。祭拜者身着传统服装,按照传统行礼程序进行祭拜。同样的,还有传统中医拜师仪式,隆重又充满传统味道。现代学校教育里都比较重视仪式感的活动,比如每年5月12日护士节,学校会举行庄重的授帽仪式,护理生认为这是她们一生中最难忘的回忆之一,站在庄严神圣的舞台中央的瞬间,她们觉得自己就是白衣天使,肩负着圣洁的使命,又像一名战士,决心与各种病魔做斗争。就如同M完成拜师仪式后发表的那句感慨一样:"我现在就是一个中国人!"

四、小 结

中医擅于从"证"入手看清病因,由表及里地把握疾病的变化情况加以治疗。留学生的眼睛正是在帮我们看清中医教育的"证",表现为"一刀切"的"西医化"人才培养方式、缺少中医文化特色的课程设置、忽视经典、缺少传统仪式等等症状,其根本在于迷失传统、缺少对人的关怀。现实的中医国际教育中,留学生的个体需求和文化背景往往被忽视,导致我们的教育可能闭门造车,或者一厢情愿地把自己认为好的东西给予他们。对于来华中医留学生需要什么,我们需要倾听他们的心声。对于教育质量的好坏,我们也需要倾听他们的心声。对于中医对外教育应该走向何方,我们更需要倾听他们的心声。

第八章

中医教育走向
国际的问题与对策

第一节　中医国际教育的问题

一、教育目标的缺失

从国家留学生政策到各中医院校留学生教育管理办法，在这些文件中不难发现，中医对外教育的目标定位是不清晰的，甚至是缺失的。

1. 国家政策层面没有明晰的来华留学政策目标

2000年3月,教育部关于执行《高等学校接受外国留学生管理规定》有关问题的通知中第一条规定:为增进我国与世界各国人民之间的了解和友谊,促进高等学校的国际交流与合作。显然,这一留学政策目的起点非常低,适合新中国成立后为配合政治外交,以文化交流的方式促进外交关系的密切与发展。

2010年,教育部又颁布了《留学中国计划》,其中在发展目标中有一条:培养一大批知华、友华的高素质来华留学毕业生。"知华、友华"是对2000年规定的延伸,更加突出了留学生对中国了解、友好的主动性,"高素质"提高了对留学生教育质量的一个宏观描述,但是仍然没有体现出留学生教育对整个国家教育事业和经济发展的重要促进作用。从目前国际人才培养目标和我国以往留学生教育实践来看,"知华、友华"体现了一种文化态度。"知华"就是让留学生全面、客观、正确地了解中国,特别是从学术的层面了解;"友华"就是让留学生对中国有一个友好、公正的态度,将来能够友好、公正地处理涉华事务。面对大规模的来华留学生队伍,我们国家应当确立比较清晰的国际学生的培养目标。而这一目标的确定,需要在实践中不断探索,在实践中不断总结经验,提升理论总结,有必要补充明确清晰的留学政策目标。

2. 学校层面没有具体明确的中医留学生人才培养目标

搜索国内十几所中医药大学的网站,希望找到更多有关留学生人才培养方案,没有一所院校有比较具体专门针对留学生的人才培养方案。在招生宣传上也没有写明人才培养目标等内容。关于留学生学籍管理和教育管理方面有专门的规章制度文件。在上海中医药大学国际教育学院的网页上找到了《上海中医药大学国际教育学院学业详解》(见附录)这样的一个文件。对于国际招生的几个专业的培养目标、课程设置、学位授予、毕业择业四个方面进行了简单说明。这是目前为止一份相对比较完整的培养方案,很多中医院校都没有。没有针对国际生的专业定位和培养目标,这是国内中医院校值得反思的问题。

20世纪90年代末以来,医学教育不断走向标准化、国际化,医学人才全球标准的出台为现代医学教育提出了共同的人才培养纲领。国际上比较有影响的医学教育全球标准有两个:一是20世纪90年代末由世界医学教育联合会(WFME)制定的《本科医学教育全球标准》(ISBME),规定医学教育的核心内容是医学基本理论与实践,包括生物医学、行为科学、社会科学、临床技能、临床决策能力、沟通能力和医学伦理等。二是由国际医学教育学会(IIME)和美国纽约中华医学基金会(CMB)历经3年调研,于2002年发布的《全球医学教育最基本要求》(GMER),该标准涉及7个领域60条具体标准。其中7个领域包括:医学职业价值、态度、行为与伦理;医学科学基础;沟通技能;临床技能;群体健康与保健;信息管理能力;批判性思维。医学职业价值、态度、行为与伦理名列标准体系之首,是医学生学习的核心知识和能力。2008年,我国教育部和卫生部也颁布了《中国本科医学教育标准》。笔者认为,应当在此标准的基础上,针对留学生制定相应的教育标准,使学校和留学生个体都能有学习中医的明确目标。在制定人才培养目标时,既要从中医学的人文科学、自然科学的双重属性的特点出发,又要遵循中医自身发展规律,并能适应现代医学模式,确定"实基础、强临床、重经典、活应用"应用型人才的培养目标。

二、文化教育功能的缺失

"以文化人",中医作为存在3000多年的中国传统医学,具有独具一格的优势和价值。中医学既是研究人类疾病与健康的生命医学、科学,又是饱含传统文化精髓的精神之花。中医学和中医文化在传播中华文明的价值观、生命观和生活方式方面具有巨大的潜力,其在对外文化教育中的重要作用不容忽视。

中医文化是重要的国家文化符号,中医文化的传承不仅是时间上的传递,而且是空间上的流动! 中医留学生教育在这个文化传播过程中起着重要的推动作用。可是,相比于对外汉语、书法、戏曲、武术等对外文化交流形式,中医文化的教育功能没有得到重视和发挥。在现代医学教育的培养模式下,中医学往往也被视为一种技能的训练。"化繁为简"的教学步骤,少了很多原汁原味的中医学味道。而这种缺失恰恰大大降低了对来中国学习中医学生的吸引力。试想如果教针灸学的老师,在给留学生讲授穴位与功能时,省略或解释不清楚穴位为何如此命名、穴位有何典故等内容,会让课堂少了多少趣味和中医传统文化也会让留学生知其然而不知其所以然。最终,让留学生觉得没有满足自己求知的好奇心,也没有达到他们想要的学习效果。

三、学位互认、学分等值的困境

从来华留学生总体学历教育层次来看,以短期进修生和语言生为主。学历生虽然在不断增加,但是总体偏少。其中一个主要的原因是学位等值问题。大学科、宽专业是目前国际上通行的学科设置方法,相比而言,我国的大学学科目录和专业设置仍然没有摆脱传统高等教育专业设置模式的影响,因此,表现为学科面偏窄。即使是国内外相同或相似专业,我国的多数课程设置也与国外存在较大差异,从而产生了留学生课程学分互认困难,衔接不上等问题。而中医这门中国传统特色课程,在西方很多大学特别是综合性大学医学课程体系中往往只是作为替代医学的一类,不仅存在学分互认的困境,更令人担忧的是学位是否得到承认的问题,造成了很多学或回国的外国学生无法行医,甚至学历无效的后果。

访谈中,韩国学生 Liu 也谈到韩国国内并不认可中医,也不承认她在中国所获的学历。所以,像她这样的学中医的韩国留学生中会有15%~20%的人选择在中国行医或者继续深造。她希望自己将来可以把中医在韩国甚至世界其他国家发扬光大。当然,她和她的韩国同学更希望韩国可以早日承认她们的中医学历,让他们获得中医行医资格。也有一些外国留学生选择回到自己国家再读一个西医或本国医学的学位,在行医实践中融入中医的医学知识和技能,也算是一种曲线救国的策略。

由于各国教育体制的不同以及其他各种因素的影响,学位、学分互认是一个漫长的过程,但又是一个亟待解决的问题。因为它阻碍了我国和其他国家教育的合作与交流,如果中医国际教育可以早日找到走出这个困境的方向,那么将会吸引更多的外国学生来华学习中医,攻读学位。

四、中医话语的丢失

浙江大学话语与多元文化研究所吴宗杰教授曾采用诠释性社会调查和批判话语分析手段,对中医现代化过程中的实际活动文本进行分析。研究发现,中医现代化表现为技术话语通过合理性论证,对中医语言进行中性化处理,使之脱离生活世界并逐渐被西化乃至沉默。

吴教授在研究中指出,中医与西医是两种不同的语言游戏,展现的是不同的生活方式。两种不同的语言游戏就不存在谁对谁错,只是存在差异而已。西医是一种实证科学的、技术化的话语形式,而中医则多为隐喻、启发、暗示为其话语特点,比如中国人会用"寒""热"来形容食物属性,而西医则是用脂肪含量或等技术词汇来进行表述。但是,中医理论里阴阳、热寒的对立并不是指两种截然不同的东西,而是一种相生相克的关系表征。如果让我们就此指出阴、阳的实体,就会犯难了。由此可见,中医话语是一种生活世界的直接观照,而不是与科学定义下的物质世界相关联的。生活世界的概念来自胡塞尔,生活世界在科学之前已经存在,因此不需要被论证。中医的语言是与生活世界紧密联系的语境下产生的,不追求科学的理性知识,而是要达到基于阐释学的可理解性。

中医语言被西医化,可以从传统与现代中医诊断的处方用语差别中可窥一斑。且看以下两种中医语言描述同一病例:

月经净后胸闷不舒,乳房胀痛,夜间恶梦惊扰,大便如常,舌苔薄黄,咽喉微红,脉象小弱而弦,此为肝郁气滞,冲任失调,胆经郁热。

治当疏肝清胆,理气通络。

炒柴胡10克,炒白芍15克,炒枳壳10克,炒白术20克……

这个药方包括四个基本语类要素:描述(四诊)—诠释(辨证)—确定(论治)—开方(处方)。即描述了中医诊断的四个步骤:通过望、闻、问、切四诊合参掌握病情信息,医生根据掌握的病情信息进行分析判断(即辨证的过程),在此基础上提出治疗方案,最后给出用药用量。这段中医话语代表了传统中医语言的四个基本环节。

医生在门诊时不得不用西医病理学语言思考症状。语言的要素变为:询问患者—西医检测—确立西医病名—输入病名—电脑生成药方—四诊—辨证—论治—修改固定药方。

中医语言的被改造还体现在教育语言里,正所谓"中医被西医化"。最直观的例子就是在中医课堂里,首先课程结构就是中西医话语混杂(结合),其次就是学科语言中西医术语夹杂。中医教育语言正在实现对说话者的改造,从而生产出大批能说西化中医语言的医生。无怪乎,国医大师邓铁涛发出"中医教育培养中医掘墓人"的呼声。接受正规学校教育的中医师更擅于使用中西医混杂的中医话语。就这样,中医话语在被现代化改造和西医强势语地位不断确立巩固的洪流中失去自我,而渗透在中国老百姓传统生活方式里的中医语言也一并遭受围剿。"这种围剿不再是借助物质力量,而是米歇尔·福柯所指的构成话语自身的暴力。"

五、"师带徒""口传心授"的传统中医传承模式的缺位

传统中医传承模式很注重个性化培养。"得其人乃言,非其人勿传"一直是重要的教育对象选择标准。学医者认知水平和学习态度有差异,

要把极其宝贵的医学知识传给适合学医的人,如果教给不合适的人,就不能确保医学知识流传后世。有别于孔子"有教无类"的教育思想,"非其人勿教"的选才标准恰好体现了当时医学教育专家对医学教育专业性的认识。在教学方法上,传统中医强调"各得其人,任之其能"的因材施教模式,要求老师必须根据学习者的天赋、能力、志趣和学习特点,进行分类教学。《灵枢·官能第七十三》记录了这样一段话:

黄帝曰:明目者,可使视色;聪耳者,可使听音;捷疾辞语者,可使传论;语徐而安静,手巧而心审谛者,可使行针艾,理血气而调诸逆顺,察阴阳而兼诸方;缓节柔筋而心和调者,可使导引行气;疾毒言语轻人者,可使唾痈咒病;爪苦手毒,为事善伤者,可使按积抑痹。各得其能,方乃可行,其名乃彰;不得其人,其功不成,其师无名。

充分强调了只有发挥学生的天赋特长和主观能动性,才能取得良好的学习效果,培养出良医。

传统中医的传承模式虽然有其弊端,不适合现代教育大规模培养模式,但是对于保留中医药传统特色、注重临床技能、个性化教学和人才培养模式都具有重要的指导意义和实践功效。目前我国的高等中医院校教育模式(包括留学生教育)借鉴现代大学教育模式(苏联模式),梳理整合了中医药传统理论,并把其编写成通用教材,中医教育由此走向理论化、系统化和规范化。现行的中医高等教育模式发挥了院校教育的规模化优势,极大推动了中医药人才的培养和中医药事业的继承和发展。然而,我们也应当看到院校教育相比于传统中医药传承模式的局限性。有学者指出,现行的"三段式"教育模式不符合中医人才成长成才规律;西医化的基础理论体系不能体现以中医药为主兼及西医基本医学知识的中医人才培养理念;中医专业学生表现出医学理论知识与实践脱节、中医临床能力不强、社会适应能力较差等缺陷。

第二节 中医教育走向国际的策略

未来医学的发展方向呈现三个特征：①社会—心理—生物模式（符合中医"天人合一"，讲求身心和谐，阴阳协调）；②以人为本（中医整体观"治生病的人"，而不是西医"治人生的病"）；③回归自然，倡导养生、保健（符合中医"治未病"思想，对应西医"亚健康"概念）。基于这样的医学发展方向，未来医学教育发展的趋势必然要融合中西医学体系各自的优点。

如何让中医教育走向国际，在激烈的国际教育竞争中吸引更多优秀的留学生来华学习中医。如何将中医观念真正植入人心，走出国门在异国的土地上开枝散叶？应当站在提升国家软实力的战略高度来思考这些问题。

一、发扬中华医学的人文价值

现代临床医学之父威廉·奥斯勒（William Osler）在其被誉为20世纪最重要的思想文献之一的《生活之道》中指出："行医是一种艺术而非交易，是一种使命而非行业。这项使命要求于你们的，是用心如同用脑。你们最能够表现自己的，不在于药水或粉剂。"此处呼唤的是人的生命在医学中的最终意义，强调的是医学人文信仰在医学实践中体现的价值。

中医医术的高低与行医者的德行修养密切相关。中医从业人员的道德水准是医术水准的前提。中医教育必须挖掘传统文化、中医经典理论著作中人本思想的光辉，发扬人文价值。卫生部与国家中医药管理局联合制定的《中医药对外交流与合作中长期规划纲要（2011—2020）》中明确指出了中医的整体思维、辨证论治、"治未病"等核心思想，正逐步得到国际社会及多学科的认可和接受。习近平总书记指出："中华优秀传统文化是中华民族的突出优势，是我们最深厚的文化软实力"，"中医药是打开中华文明宝库的钥匙"。美国历史学者费侠莉(Charlotte Furth)曾对中国传统医学有过这样精妙的刻画:"黄帝的身体,艺术的别方",生动勾画了中医学的独特性和人文魅力。中医学教育思想和深厚的人文情怀如同一面巨大的透镜折射出中医学智慧对现代医学教育的观照。

1. 倡导自然生命观

以《黄帝内经》为代表的中国传统医学典籍的经典理论给出了东方文化语境下理解生命本质的路径。《黄帝内经》指出人的生命物质基础是天地阴阳之气。《素问·宝命全形论篇第二十五》曰:"夫人生于地,悬命于天,天地合气,命之曰人。人能应四时者,天地为之父母;知万物者,谓之天子。"认为人的生命起源于天地阴阳精气的有机结合,自然界的一切都是人生命的源泉,因此人能够随着四时生长化收藏的规律而生活。同时,人生活在自然、社会环境中,与环境的关系不是静止的,而是一种动态的互动关系,即人的生命活动形式是"天人相应"。《素问·生气通天论篇第三》曰:"夫自古通天者,生于本,本于阴阳。天地之间,六合之内,其气九州、九窍、五藏、十二节,皆通乎天气。"指出了人的生命活动与自然环境息息相通,人体生命活动力的根本在于保持阴阳的动态平衡,无论地之九州还是人体的九窍、五脏和十二关节,都是和自然环境相参相应的。这些观点被后世概括为"人本天地",并视为中医学中"天人相应"的整体观的理论基石之一。

2. 树立人本思想

中医学中的人本思想可以追溯到几千年前中医学理论刚刚形成之初。《素问·宝命全形论篇第二十五》曰:"天覆地载,万物悉备,莫贵于人。人以天地之气生,四时之法成,君王众庶,尽欲全形。"强调人是天地万物中最宝贵的,无论君王还是庶民都有保全生命的天然欲望和权利。《灵枢·玉版第六十》也指出:"且夫人者,天地之镇也。"镇,即重,是主宰的意思。其次,黄帝作为九五之尊,其学医的动机和行为也表达了对生命的尊重和悲悯。因对子孙"哀其不终"(《素问·气交变大论篇第六十九》),黄帝希望以医道利济群生、福荫子孙,他几次用"藏灵兰之室"(《素问·灵兰秘典论篇第八》)、"著之玉版"(《灵枢·玉版第六十》)、"藏之肝肺""斋戒择吉日""歃血而受"(《素问×三部九候论篇第二十》)表达了自己殚精竭虑学医、潜心行医的决心。同时,《素问·刺法论篇第七十二》借岐伯之口赞誉了黄帝"圣念慈悲,欲济群生"的学医动机。由此可见,以《黄帝内经》为代表的中医学经典中对于生命价值的肯定,对于人人享有平等健康权的认知,以及医乃"人(仁)术"、医者仁心的本质认识,为后世医学发展指明了价值向度。

3. 弘扬整体观思维方式

中医学对于疾病的认知方式就是基于人体是一个精密复杂的系统、人是一个整体的基本观点,认为人体局部病变与整体状态密切联系,通过外在的局部表现来探究内部运行的规律。由此,中医学在探究生命奥秘和疾病本源问题上走上了与现代医学完全不同的道路。

中医学认为机体内在平衡的状态就是"阴平阳秘"的健康状态,当"阴平阳秘"被打破,疾病就产生了。同时,中医学对待疾病的基本原则是:"病为本,工为标,标本不得,邪气不服,此之谓也"(《素问·汤液醪醴论篇》),强调"病"即患者的自身修复能力和疾病的变化发展是治病的根本,而"工"即医生的治疗措施和技术只是辅助,如果医生和患者不能很好配合的话,那么疾患就难以治愈。这种对于医患关系的定位和治病为本的认知,体现了以人为本、以患者为中心的朴素医学伦理观,其对于处理现代医疗唯技术论、过度医疗、医患关系紧张等问题都具有极其重要的警示和启示作用。

4. 融合"治未病"思想到现代医学理论与实践中

"治未病"思想是中医学中除了"天人相应"、整体观、辨证论治等核心思想之外又一个具有高度科学性、前瞻性、战略性的医学理念。它指出医学的目的是"治未病"而不是"治已病",而医学教育的目的就是培养具有这种医学理念和医疗行动的医者。

在《黄帝内经》学说中,"治未病"思想是非常突出的,并把"治未病"的预防思想提到了战略的高度来认识。

> 从阴阳则生,逆之则死;从之则治,逆之则乱。反顺为逆,是谓内格。是故圣人不治已病治未病,不治已乱治未乱,此之谓也。夫病已成而后药之,乱已成而后治之,譬犹渴而穿井,斗而铸锥,不亦晚乎。
>
> ——《素问·四气调神大论篇第二》

这段话的主要意思是说:圣人不主张已病后才治病,而主张未病先防,这与现代医学"预防为主"的思想是基本一致的。文中把治病比作治国,不要等乱局已成才去治理,而要治于未乱之时,如果等疾病发生了才去治疗,等战乱形成了才去平定,如同口渴了才想到挖井,战争爆发了才想到铸造武器,为时晚矣。

《人民日报》一篇题为"病人为何越治越多"的文章曾引起国内医界和普通百姓的广泛讨论和反思。随着现代医疗技术越来越先进,医院规模的日益扩大,医生队伍的不断壮大,患者人数却越来越多,问题究竟出在哪里?该文指出,对于整个国家来说,病人越治越多,则说明医学发展走入"重治疗、轻预防"的误区,医生疲于治已病,"只治不防,越治越忙"。如果这种局面不改变,那么一些专家预测未来十几年中国可能成为慢性病"井喷"国家的论断将不是危言耸听,而是一场民族灾难。文章中有个深刻的比喻:"医生与其在下游打捞落水者,不如到上游筑牢堤坝,让河水不再泛滥!"既深刻针砭了目前我国医疗过度、预防不足现状的大隐患,又指出了从顶层政策设计到一线医疗人员都要树立和践行"治未病、防患于未然"医学理念的紧迫性。

综上所述,中医学教育强调医学研究对象就是"天地人""整体人",

即有着自然生命特征,与自然环境密切联系的有机整体。人只有与外部环境和谐、人体内环境平衡才能保持身心健康。换言之,中医不是孤立地就人体自身来认识和研究人的生命活动,而是把人放在大自然、宇宙大背景中来看待人的生命活动的。中医学教育对"人是什么?"这个本质问题的阐述对于解决现代医学发展中"人的缺失"这一困境具有现实意义。20世纪五六十年代以来,随着医学技术的突破和科学主义主导下生物医学模式的大行其道,人体成为医生眼中"一堆可拆卸的零件,可检测的仪器";医疗活动成为单纯的疗治身体的行为;医学世界是"只见技术,不见人"。当医生用理性的"手术刀"解剖人体,人的生命就成了断开与自然、医生形神交流的客观存在。医学人文精神的缺失以及接踵而至的医学伦理危机、医患纠纷成为现代医学教育叩问自身价值和补偿功能的命题。《黄帝内经》注重外部环境与人体内环境互动的自然生命观和健康观恰恰与20世纪70年代末美国精神医学家恩格尔提出的"生物—心理—社会"新医学模式不谋而合,都倡导对健康和疾病的全面观点应当包括生物学、心理学和社会学的相互作用。1977年,恩格尔教授在《科学》杂志上发表的《呼唤新的医学模式,对生物医学模式的挑战》一文成为医学观念改革的旗帜。如今,新医学模式逐渐成为人类共识,它不仅丰富了现代医学的向度,也唤来了现代医学教育人文的春天。2004年,美国医学研究所(Institute of Medicine,IOM)发布的《改进医学教育:加强医学院课程中的行为科学和社会科学内容》的报告成为各医学院校调整课程体系以适应新医学模式的标志性报告。

二、外国人讲述"中医故事"

刘延东在第11届全球孔子大会的报告中指出:"要让全球的孔子学院讲好中国故事、中医故事"。中国文化、中医文化的国际传播途径有很多,但是人际传播是最重要最生动的一种。不仅要我们自己而且要通过中医国际教育、孔子学院的中医课程来讲好"中国故事""中医故事",而且要让更多的留学生、海外学习者来讲"中医故事"！来华学习中医的留学生不仅把中国传统医术、医学、医道带到世界各地，而他们自己来华学习及将来的职业、生活发展将成为"中医故事""中国故事"中精彩的一部分。这些学习中医的外国人就是中医走向国际的意见领袖。我们应当看到，让外国人讲述中医故事有非比寻常的优势：

首先，来华学习中医的留学生年龄主要集中在20~50岁，思维能力比较成熟，而且具有一定的社会经验。从研究中发现，相对于教育模式、教育环境、生活习惯等方面差异，他们更能体验内隐的文化差异，比如中西医思维方式、中西方对于生命的认知、对于健康与疾病的认知、中西医病关系的差异。这些内在的文化差异更容易产生信念上的冲突，从而影响来华学习中医的留学生们在"他者的社会"学习中医的获得感。他们从一开始的好奇到接近，因为接近而冲突，因为冲突而分离，因为分离而挣扎，因为挣扎而重新选择，直到冲突和解、建立新的认知模式并逐渐适应。在这个迂回曲折的过程中，他们得以蜕变。所以，他们能更深刻地理解中国文化和本国文化，能够更准确地选择适合他们国家口味的"中医故事"，能够把故事讲述得更加有针对性。

其次，同类群体之间更容易产生信任。让本国留学生讲述"中医故事"少了几分中国人"黄婆卖瓜"的嫌疑，多了"他山之石"的力量，也能够更于地获得同胞的文化信任，他们讲的故事让外国人更加喜欢听。

再次，从目前关于国外使用替代医学治疗的人群结构相关研究显示，受到良好的教育、拥有稳定的工作收入和一定社会地位的中产阶级及上层人士是其主要青睐者，还有不少体育和影视文化界的明星。这些人群在本地区或国际上具有一定的影响力。留学生回国后，其中医故事的听众会越来越多，中医的影响也会越来越大。

因此，我们必须充分认识到来华学习中医留学生的资源价值。国家要重视发挥留学生在传统文化国际传播中的重要作用，加大奖学金投入，吸引更多的外国学生来学习中医，让他们的语言、文化服务于中国社会的进步。而中医药大学不仅要明确"知华、友华"教育目标,更要重视专业教学,创造更多的条件让他们在课堂之外更深入地体验中国社会、中医文化,要把中医文化教育的场域扩展到医院、诊所、社区、网络、田野各个地方。同时,学校不仅要关注他们在中国的学习,更要关注他们学业完成之后的职业发展和回国后的发展。

三、重塑文化自信心

曼福瑞德·波克特(Manfred Porkert)是与李约瑟齐名的德国汉学家,曾任德国慕尼黑大学东亚研究所所长,同时是一位中医学家,现任德国慕尼黑大学汉学、中医理论基础教授。他在不同的场合都曾说:中医学是一门成熟的科学。他也曾说过:"近一百年来,许多人固执的相信用西医的方法可认发掘和提高中医,这样做的结果,使中医受到的是教条式的轻视和文化摧残。"

早在两千多年前,中国就已经形成了一套完整的中医理论体系与治疗原则,并且拥有自己的医学、药物学专著,比如《黄帝内经》《神农本草经》《伤寒杂病论》。中医学以阴阳五行学说为方法论,以证候为研究对象,形成了以藏象、经络、病因机理为核心,包括诊法、治则及方剂、药物理论在内的独特、完整的理论体系。中医讲求整体观,认为人是一个有机整体,脏腑经络、四肢百骸都是相互联系,相互影响。而且,人体与自然界也是一个密不可分的整体。中医诊治疾病的基本法则"辨证论治""治未病"是其独特性,具有西医无法替代的优势。

回顾西医的发展也就短短几百年的历史,借助现代生物学、物理学、化学等学科领域的方法和技术,才在最近的几十年里飞速发展,从根本上讲,西医的模式仍然是一种生物医学模式,西医把对小白鼠的实验结果应用于人类,但是我们须知,人类与老鼠毕竟是有天壤之别的!而中医是两千多年来以人体和真正的生活生产中产生的经验医学为基础,属于真正的人类医学,所以曼福瑞德说:"中医是一种内容最丰富、最有条理、最有效的一种医学科学"。

虽然"中西医并重"的行政规定一直有,但在医疗事实上,中医受到冷落甚至歧视的境遇处处可见。例如,中国注册西医师有157万人,中医师只有27万人。在综合医院中,中西医师人数的比例约为1:9甚至是5:95。在中医院或者综合性医院的中医科,用西医病理学和诊断学的术语书写病例也是普遍通行的。除此之外,中医和西医的学术地位和获得科研经费支持的力度也不是同日而语的。令人担忧的是,中医药研究机构少、科研经费少等可能导致研究人员不能充分深入地研究和证实中医基本认识论和方法论的科学性。

无论是外国专家还是国内学者,都曾有人指出中国人自己没有尊重中医的科学地位,不够重视中医的发展,究其根本是文化自卑感。不能再以西医学的方法来评判中医的科学性,中国应该制定中医药学的标准并使它逐步成为国际遵循的标准。

四、回归传统:将师承教育的特色融入中医国际教育中

"师带徒"是中医传统的传承方式,是继承名老中医衣钵、发展中医药事业、培养中医药人才的重要方式。师承教育的回归可以使名老中医在长期临床实践中积累下来的宝贵经验得以世代相传。纵观《黄帝内经》时代至后世漫长的中国传统医学教育,家传师承一直是医学人才培养的主要模式。这种人才培养模式的特点在于培养周期长、规模小,但是师生关系密切、学生临床实践机会多。受"非其人勿教"的择徒标准影响,学医者往往要经过严格的选拔程序才能拜师门下。教学组织形式一般都是个别化教学,教学方法上以老师讲授理论知识和临床带教为主,学生有很长的时间跟着老师侍诊以积累临床经验。因为师生关系亲近、几乎朝夕相处,老师对于每个学生的学习特点和性格特征了如指掌,便能按其特长培养。这种"各得其人,任之其能"的教学方法符合现代教育个性化教学理念。

个性化人才培养方式,在现代医学卓越教育的场域里有了更宽广的舞台。新"师徒制"和"因材施教"超越时空的阻隔在现代医学院校正规化、规模化人才培养中换发新的生命力:一方面,现代中医教育已经融合师承教育模式,把传统师徒制与现代学校教育相结合,充分发挥名老中医在教学和临床中言传身教的重要作用。同时,把一些国医大师和名老中医的行医经验数字化,成为宝贵的可视化教学资源。另一方面,充沛的优质师资是充分挖掘每个医学生学习潜能、实现个性化学习的重要保障。师生比就是一种衡量教育人力投入强度的指标,从美国医学院校的师生比可以看到世界一流医学院校充沛的优质教育人力资源。有研究表明,美国医学院校平均师生比是1.08∶1,其中一流医学院校的师生比是1.74∶1,以美国排名前三的医学院校师生比为例,哈佛大学医学院为5.50∶1,约翰霍普金斯大学医学院为3.00∶1,杜克大学医学院为2.60∶1。由此可见,世界一流医学院校已经可以做到多个老师指导一个学生。相比之下,我国目前医学院校的师生比平均为1∶7.99,2000年时的师生比是1∶10.5,与世界一流医学院校还是有一定差距的。

五、走向国际:把现代教育技术运用到中医国际教育中

不可忽略的是,现代教育技术的发展和普及改变了医学教育的教学方式、学习方式和学习资源。20世纪90年代以来,信息技术和互联网引起了一场学习的革命。如今,数字化学习已经成为一种全新的学习方式,传统的教学结构和教学方式被现代信息技术支持下的全新沟通机制和学习环境所改变。可视化教学,翻转课堂,标准化病人、高端智能模拟人(HPS)参与教学,仿真实验运用于临床技能训练,这些新技术的应用与推广突破了传统医学课堂教学在时间和空间上的限制,打通了真实世界和虚拟现实。新教育技术在临床教学和实验中的应用,比如通过仿真模拟人反复重现临床实验场景,大大减少了教学资源的浪费。同时,数字信息教育时代,老师已不再是知识的权威拥有者,高度发达和普及的现

代信息技术早已让每个学生成为学习的主人,按自身的学习需求选择学习内容,自己确定学习步调,自己评价学习效果,并根据学习评价结果来调整学习目标,完全实现个性化的自我教育。

同时,中医教育应当充分利用"互联网+"的传播方式,利用社交平台、自媒体等各种媒体手段,以最快捷高效的方式告别"酒香不怕巷子深"的传统、封闭的营销方式。2016年里约奥运会期间,中医拔罐成为最受世界媒体关注的焦点之一,因为在世界顶尖的游泳明星菲尔普斯及其他选手背上都出现了这些神奇的"紫色圈圈"。重大事件、公众人物加上互联网的媒介,中医拔罐迅速被世界关注和认知。同样的道理,如果可以把中医的教学也制作成具有国际水准的精品课程,就像哈佛大学网络课程,或者是面向普通外国民众的中医养生保健教学视频,不仅比单纯的人际传播方式更加高效,而且普及面更广。中医教育走向国际的生命力不能局限于课堂,要面向大众。

六、掌握话语权:以汉语作为教学语言

语言是文化冲突的根本落脚点。把本国的通用教学语言作为针对国际学生的教学语言是欧美很多国家的通行做法。汉语作为中医对外教学语言的做法既符合国际通例,也符合国家教育主权的要求,更是留学生"知华、友华"的重要途径。许多来华留学生也有学习、掌握汉语的需求,不仅因为对中国文字、文化的好奇之心,更重要的是掌握一门外语将是未来职业发展的助推器。加之,对中医很多术语的理解、典籍的研读,都需要用汉语进行,如果要深入领会精髓,借助翻译工具是做不到的。目前,国内多数中医药院校都同时开设中文、英文双语教学,以适应不同汉语水平的留学生学习需求。但是,目前就将英语作为教学语言的授课情况来看,最大的问题在于很多中国老师用外语授课的水平有限,特别在医学文化、哲学的表达上,无法准确地传达,也造成留学生理解上的障碍。访谈中,多位留学生表示,现在海外中医教育机构大多数都还

是用当地的语言或者英语教学,这样是有弊端的。他们认为学习中医还是要用中文,因为中医的内涵永远没法用其他语言体会,就如同唐诗,翻译再好也没法传神地体现它的魅力。

目前,以汉语为教学语言的最大问题是,留学生的汉语能力普遍不高。将汉语提升到可以听课的水平,特别是与中国学生同堂上课的水平,尚需时日。但是,可以考虑将英语作为辅助性的教学语言,在学习的初级阶段帮助学生学习适应和过渡。但是,长远来看,中医教学还是应当把汉语作为教学语言,有助于引导留学生建立中医思维,因为语言直接关系到思维的形成与表达,也有助于他们更深入地理解中医文化。

当前解决来华中医留学生教学语言的策略应包括教学语言应以汉语为主,需要时辅之以英语等外语;毕业论文或学位论文,要求用汉语撰写,并有外文提要;提倡在作业、考试中使用汉语。

七、助力中医教育的出口:就业

受到学位互认制度的限制,以及中医在国外合法地位的问题,来华学习中医的留学生学成后的就业问题是中医教育真正走向国际进程中一个不可回避的问题。

目前,在真正热爱中医并且希望将中医作为职业的留学生大有人在,有些获得学位后,选择留在中国做"洋医生"。

毕业于浙江中医药大学,取得了中医硕士学位的德国小伙子T目前就在中国一家中医诊所行医。在中国做中医师的初始,他遇到了不少质疑老外中医医术的中国人,这时候他便耐心地用中文解释,让他们知道一个老外的中医医术也是值得信任的。他说:"人们常常会问我很多问题。我觉得这样不错,问答可以增加患者对我们这些老外医生的理解。我也很乐意分享我的想法。"T认为,医生的国籍并不重要,重要的是他们有没有努力工作、认真对待工作。

当留学生谈及未来的职业规划,约有1/4的人表示如果有机会愿意留在中国,成为一名中医。问卷调查也发现,希望留在中国从事中医临床及教育方面工作的留学生占有一定比例。其中大部分希望创业,比如开办门诊中心、养生馆等。一些"洋医生"在平时行医看病之余,也会参与一些诸如培训乡村医生、改善基层医疗的公益工作。T有过这样一段对中医本土化和国际化的生动理解:"中医的根在中国。根深才能叶茂,如果根不好,外面结出来的果子早晚会衰败的。所以中医要在本土先发展起来,而并不是在国外发扬壮大之后再转回来。"

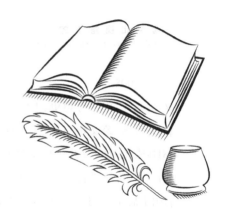

参考文献

一、中文文献

(一)著作

1. 国内学者专著

[1]陈邦贤.中国医学史.北京:商务印书馆,1960:146.

[2]陈向明.旅居者和"外国人"—留美中国学生跨文化人际交往研究.北京:教育科学出版社,2004:16.

[3]陈向明.质的研究方法与社会科学研究.北京:教育科学出版社,2000.

[4]陈支平.史学碎想录.福州:福建人民出版社,2012:74.

[5]程天君."接班人"的诞生—学校中的政治仪式考察.南京:南京师范大学出版

社,2008.

[6]葛兆光.中国思想史.上海:复旦大学出版社,2001.

[7]关世杰.跨文化交流学.北京:北京大学出版社,1995:57,340-341.

[8]眭依凡.大学文化思想及文化育人研究.杭州:浙江大学出版社,2016:193.

[9]兰军.跨境教育研究.北京:中国社会科学出版社,2012:338.

[10]乐后圣.医道:身国共治的人本文明(上册).广州:南方日报出版社2006:19,
    23.

[11]梁启超;鸿雁编著.北大国学课.北京:中国华侨出版社,2014:503.

[12]李永明.美国针灸热传奇.北京:人民卫生出版社,2011:37,232.

[13]刘云杉.学校生活社会化.南京:南京师范大学出版社,1999.

[14]马伯英,高晞,洪中立.中外医学文化交流史—中外医学跨文化传通.上海:上
    海文汇出版社,1993:序5,10,39-40.

[15]马伯英.中国医学文化史(上卷).上海:上海人民出版社,2010.

[16]马伯英.中国医学文化史(下卷).上海:上海人民出版社,2010.

[17]马和民.从"仁"到"人":社会化危机及其出路.北京:北京师范大学出版社,
    2006.

[18]马戎,周星.21世纪:文化自觉与跨文化对话(二).北京:北京大学出版社,
    2001.

[19]南京中医药大学.黄帝内经素问译释.4版.上海:上海科学技术出版社,2009.

[20]区结成.当中医遇上西医:历史与省思.北京:生活.读书.新知三联书店,
    2005.

[21]皮连生.教育心理学.上海:上海教育出版社,2004.

[22]全国十二所重点师范大学联合编写.教育学基础.3版.北京:教育科学出版
    社,2014:241,244.

[23]曲黎敏.中医与传统文化.北京:人民卫生出版社,2009:4,13.

[24]邱鸿钟.中医的科学思维与认识论.北京:科学出版社,2011.

[25]申荷永.荣格和分析心理学.广州:广东高等教育出版社,2004.

[26]盛亦如,吴云波.中医教育思想史.北京:中国中医药出版社,2005:225.

[27]田海龙著.语篇研究:范畴、视角、方法.上海:上海外语教育出版社,2009,49.

[28]唐云.走近中医:对生命与疾病的全新探索.桂林:广西师范大学出版社,

2004:22.

[29]王庆宪.中医思维学.北京:人民军医出版社,2006.

[30]王明强,张稚鲲,高雨.中国中医文化传播史.北京:中国中医药出版社,2015.

[31]王一方.医学是科学吗?:医学人文对话录.桂林:广西师范大学出版社,2008:
 19.

[32]王志中,王洪奇.医学社会学基础.北京:军事医学科学出版社,2013.

[33]夏凤琴,姜淑梅.教育心理学.北京:清华大学出版社,2015:97.

[34]杨军红.来华留学生跨文化适应问题研究.上海:上海社会科学出版社,2009.

[35]杨念群.再造"病人":中西医冲突下的空间政治:1832—1985.北京:中国人民
 大学出版社,2012:160.

[36]赵洪钧.近代中西医论争史.北京:学苑出版社,2012.

[37]张永刚.后现代与民族文学.北京:人民出版社,2014:148.

[38]郑金洲.教育文化学.北京:人民教育出版社,2000:127.

[39]周宪编.中国文学与文化的认同.北京:北京大学出社,2008:4.

2. 国外学者专著

[1](美)阿特巴赫.国际高等教育:政策与实践反思.青岛:中国海洋大学出版社,
 2008.

[2](美)费侠莉.繁盛之阴:中国医学史中的性别(960-1665).甄橙,译.南京:江苏
 人民出版社,2006.

[3](奥)胡塞尔.欧洲科学的危机与超越论的现象学.王炳文,译.北京:商务印书
 馆,2001.

[4](德)克里斯托夫,武尔夫.教育人类学.张志坤,译.北京:教育科学出社,2009:
 146,165.

[5](日)栗山茂久.身体的语言—古希腊医学和中医之比较.陈信宏,张轩辞,译.
 上海:上海书店出版社,2009:5,49.

[6](美)M.D.高尔,沃尔特.R.博格,乔伊斯.P.高尔.教育研究方法导论.胡秀国,
 译.北京:北京大学出版社,2007,12.

[7](加)奈特.激流中的高等教育:国际化变革与发展.刘东风,陈巧云,译.北京:
 北京大学出版社,2011.

[8](美)莎兰.B.麦瑞尔姆.质化研究在教育研究中的应用:个案研究的扩展.于泽元,译.重庆:重庆大学出版社,2008:20.

[9](美)萨莫瓦.跨文化交际.北京:北京外语教学与研究出版社,2000.

[10](美)塞德曼,质性研究中的访谈:教育与社会科学研究者指南.周海涛,译.重庆:重庆大学出版社,2009.

[11](丹麦)斯丹纳·苛费尔,斯文·布林克曼.质性研究访谈.范丽恒,译.北京:世界图文出版公司北京分公司,2013.

[12](美)威廉.考克汉姆.医学社会学.高永平,杨渤彦,译.北京:中国人民大学出版社,2011.

[13](德)雅思贝尔斯,什么是教育.邹进,译.北京:生活.读书.新知三联出版社,1991.

[14](美)殷(Yin,R.K.),案例研究方法的应用.周海涛,译.重庆:重庆大学出版社,2014.

(二)学位论文

[1]董立均.来华留学生教育生态及其优化研究.长春:东北师范大学,2015.

[2]李树财.中医科学性争论的科学逻辑研究.重庆:西南大学,2015.

[3]马广利.文化霸权:后殖民批评策略研究.苏州:苏州大学,2008.

[4]彭金富.跨文化交往中的文化认同.武汉:华中科技大学,2007.

[5]徐挺.中医师承教育与院校教育结合对策研究——以浙江中医药大学为例.杭州:浙江大学,2012.

[6]邹小群.高校来华留学生跨文化适应支持服务问题研究——以厦门大学为例.厦门:厦门大学,2014.

(三)期刊报纸

[1]安然.来华留学生跨文化适应模式研究.中国高等教育,2009,18:61.

[2]薄彤.面向留学生的中医文化教育模式初探.天津学术文库(下),2012,1149-1150.

[3]陈慧,车宏生.跨文化适应影响因素研究述评.心理科学进展,2003,6:704-780.

[4]崔新建.文化认同及其根源.北京师范大学学报,2004,4:103.

[5]董薇,郑麟,徐茵,周敦华.跨文化传播视角下的中医药海外传播.南京中医药大学学报(社会科学版)2014,4:221-224.

[6]冯珠娣(Judith Farquhar),艾理克(Eric Karchmer),赖立里.文化人类学研究与中医,北京中医药大学学报,2001,6:4-9.

[7]高晞.十五世纪以来中医在西方的传播与研究.中医药文化,2015,6:16.

[8]蒋继彪.我国高等中医药院校对外交流与合作的现状、问题与对策研究.中医药管理杂志,2015,23:7-9.

[9]廖果.20世纪的中外医学交流.亚太传统医学,2016,2:5-9.

[10]罗祥云,杨文君.境外中医教育概述.中医教育ECM,2005,3:54.

[11]李联明,吕浩雪.高等教育国际化进程中制约学生流向的主要因素.比较教育研究,2004,6:71-75.

[12]李萍.留学生跨文化适应现状与管理对策.浙江社会科学,2009,5:114-118.

[13]刘国伟,李琳.中医在五个典型历史时期的海外传播概述.中医临床研究,2015,3:1-5.

[14]刘泰桦.中西医学的基本差异在于其哲学基础的差异.首都师范大学学报(社会科学版)2008(增刊):167-170.

[15]刘学蔚.文化间性:发展来华留学生教育的跨文化之思.华中师范大学学报(人文社会科学版),2016,1:162.

[16]梁玉成.谁在使用中医和西医?——一项关于死亡风险对医疗偏好影响的研究.兰州大学学报(社会科学版),2014,9:85.

[17]陶飞亚.传教士中医观的变迁.历史研究,2010,5:60-78.

[18]田静,蔡仲.中医何以被西医—基于"福柯-库恩"式规训的思考.自然辩证法研究,2014,3:70-75.

[19]吴宗杰,吕庆夏.中医语言西化的话语秩序分析.医学与哲学,2006,4:72-74.

[20]吴宗杰,吕庆夏.中医话语的语言哲学分析.浙江中医药大学学报,2005,6:72-75.

[21]肖凡,黄政德.中医学专业来华留学生培养模式探讨.中国高等医学教育,2016,1:36.

[22]阎嘉.文化身份与文化认同研究的诸问题.江西社会科学,2006,9:62-66.

[23]殷平善,庞杰.诗性语言与中医理论的话语方式.中国中医基础医学杂志,2010,12:1171-1175.

[24]赵书霞,刘立国.荣格的情结理论及其对情结概念使用的修正.河北理工大学学报(社会科学版),2009,1:17-19.

[25]周桂铜.经济全球化与中医学对外教育.中医教育,2003,2:27.

[26]张玮佳.关于新中国成立以来我国来华留学政策的文本分析,学园,2014,12:190.

[27]郑雪,David Sang.文化融入与中国留学生的适应.应用心理学,2003,01:9-13.

[28]周延松.基于孔子学院的中医文化海外传播.世界中西医结合杂志,2014,5:545-546.

二、英文文献

[1]Berry,J. W. Immigration,acculturation and adaptation .Applied Psychology: An International Review,1997,46.

[2]Daniel Reid. The complete book of Chinese health and healing. Barnes&Noble,Inc.,1998.

[3]David Eisenberg,Thomas Lee Wright. Encounter with Qi: exploring Chinese medicine.W.W.Norton&Company,Inc,1995.

[4]Guo-Ming Chen. A study of intercultural communication competence.Guangdong Tianxinyuan Printing Co.,Ltd,2010.

[5]Guo-Ming Chen. Study on Chinese communication behaviors. Guangdong Tianxinyuan Printing Co.,Ltd,2010.

[6]Guo-Ming Chen,William J. Starosta. Foundations of Intercultural Cmmunication. Allyn&Bacon,1997:27.

[7]Mary John Smith.Contemporary communication research methods.Wadsworth Publishing Company,1988.

[8]Searle W. Ward C. The prediction of psychological and sociocultural adjustment during cross-cultural transitions. International Journal of Intercultural Relations 1990,6:449-464.

[9]Su-Yan Pan.China's approach to the international market for higher education students: strategies and implications. Journal of Higher Education Policy and Management, 2013, 3:249-263.

[10]Xuezhi Liu, MA. Comparison on the Developmental Trends Between Chinese Students Studying Abroad and Foreign Students Studying in China. Journal of International Students, 2014, 1: 34-47.

[11]Yung-Chi Cheng. Why and how to globalize traditional Chinese medicine? Journal of traditional and complementary medicine, 2011, 1:1-4.